音乐治疗与身心健康研究

刘　莎◎著

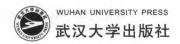
WUHAN UNIVERSITY PRESS
武汉大学出版社

图书在版编目(CIP)数据

音乐治疗与身心健康研究/刘莎著.—武汉：武汉大学出版社，
2024.9
ISBN 978-7-307-23845-9

Ⅰ.音… Ⅱ.刘… Ⅲ.音乐疗法—研究 Ⅳ.R454.3

中国国家版本馆 CIP 数据核字(2023)第 116828 号

责任编辑:周媛媛　冯红彩　　责任校对:牟　丹　　版式设计:文豪设计

出版发行：**武汉大学出版社** （430072　武昌　珞珈山）
　　　　　（电子邮箱:cbs22@whu.edu.cn　网址：www.wdp.com.cn）
印刷:武汉邮科印务有限公司
开本:720×1000　1/16　印张:13.5　字数:210 千字
版次:2024 年 9 月第 1 版　　2024 年 9 月第 1 次印刷
ISBN 978-7-307-23845-9　　定价:68.00 元

前　言

　　音乐治疗是一种能够增强身心健康的有效方式。它可以帮助人们放松心情，缓解压力，并体验快乐情绪。音乐治疗不仅可以改善情绪，也能帮助人们提升身体和心理的健康。通过聆听音乐，身体可以得到舒适和放松，在性格和习惯方面也能有所改善。音乐治疗也有助于人们休息，减轻疲劳感。当人们感到焦虑时，听音乐可以使紧张的情绪得到抚慰。此外，音乐治疗可以调整人的心理状态，激发人们的积极情绪，帮助人们更好地控制情绪，克服抑郁情绪和焦虑情绪。音乐治疗也能帮助人们增强内在力量，提升自我调节能力。此外，音乐治疗也可以有效地帮助抑郁症患者，帮助他们建立积极而稳定的情绪，改善生活质量。音乐治疗有多种形式，可以通过听音乐获得内心安慰和精神震撼，也可以通过作曲、演奏、创作等方式来增加自我表达的能力。除了能让人放松外，音乐还可以促进神经元发育，帮助大脑变得更健康、更有活力。一般来说，通过聆听音乐来消除压力，或者通过节奏感调节自己的呼吸等方法放松身心，都是有效的音乐治疗方法。此外，参加乐队、社团的排练等活动，可以促进交流，和别人共同学习、共同进步，建立良好的情感联系，达到心理安慰的效果。 总之，音乐治疗不仅有助于减轻压力，还能帮助增进身心健康，改善情绪，增强自我调节能力，减轻焦虑和抑郁，改善睡眠。它是一种具有积极功效的治疗方式。

　　这是一本关于如何利用音乐来帮助人改善心理健康状况的图书。它提供了一套创造积极影响的治疗方法，帮助大家增进身心健康。在过去的几十年里，人们越来越意识到音乐治疗的重要性，它不仅能帮助我们改善身心健康，而且对改善情绪有着显著效果。音乐治疗可以帮助人们释放压力、增强情绪安全感，并改善抑郁症、焦虑症和各种精神障碍。此外，音乐治疗还可以帮助患有身体疾病、心理疾病和有精神危机状态的人，比如癌症患者、孤独的老年人、失去工作的中年人、战争当局的受害者，以及由于家庭环境负担太大而需要特别关注的青少年等。具体来说，本书将深入探讨音乐治疗的各种流派与相关技术，比如催眠术、声音疗法和放松表演，学习技术包括调整音高和弹奏乐器等。本书还将介绍如何使用音乐治疗解决各种心理健康问题，以及如何有效地使用它们。此外，本书还将深入探讨音乐治疗技术运用到儿童和青少年健康成长与发展上的重要性。同时，本书也介绍了如何有效地将音乐治疗技术运用到老年人和老年病患者的康复中，以提高他们的心理健康水平。总的来说，本书旨在告诉读者如何正确运用音乐治疗来改善一个人的身心健康状况。如果你是一个想要改善心理健康状况的人，或者你是一名医生、治疗师或精神健康护士，本书都能为你提供有用的信息。我们期待着你能从本书中学到有价值的东西，并从中获得良好的治疗效果。

本书共分为九章对音乐治疗进行阐述。其中，第一章为音乐治疗与身心健康概述，主要阐述了音乐的功用、健康的概念和状态、音乐治疗；第二章为音乐治疗发展概述，主要论述了国际音乐疗法的发展历史和中国音乐治疗的发展历史；第三章为音乐对人身心健康的影响，主要阐述了不同类型的音乐对人身心健康的影响、音乐对不同人身心健康的影响和作用；第四章为音乐治疗的不同流派和原理机制，主要阐述了音乐治疗的不同流派和音乐治疗的原理机制；第五章为音乐治疗与老年群体身心健康，主要阐述了老年群体的特点，以及音乐治疗在老年群体中的应用；第六章为音乐治疗与大学生群体身心健康，主要分析了音乐治疗与大学生睡眠质量、音乐治疗与大学生焦虑症状、音乐治疗与大学生抑郁症状；第七章为音乐治疗与残疾人心理危机，主要分析了残疾人心理危机的表现、音乐治疗对残疾人心理危机的介入、总结与反思；第八章为音乐治疗和孤独症儿童，主要分析了音乐治疗与孤独症、孤独症儿童音乐治疗案例分析、孤独症儿童音乐治疗的研究结论和建议；第九章为音乐治疗在临床中的应用与发展，主要阐述了音乐治疗在临床中的应用，以及音乐治疗存在的问题和发展前景。

本书在对音乐、健康及音乐治疗进行分析的基础上，阐释了音乐治疗对人身心健康的影响，为我国音乐治疗的发展提供一定的参考。虽然经过不断修改和完善，但是本书难免存在不足之处，笔者恳请各位读者指正，不胜感激。

目　　录

第一章　音乐治疗与身心健康概述

随着现代生活方式的不断改变和社会压力的增加，身心健康问题已成为日益普遍的现象。而音乐治疗作为一种非药物性治疗方法，正逐渐受到人们的关注和认可。它通过引导患者聆听、演奏或歌唱音乐，帮助其恢复身心平衡，改善情绪和行为特征。本章旨在探讨音乐治疗与身心健康，介绍其原理、功能等内容。

第一节　音乐的功用

音乐是人类文明中最为古老和普遍的艺术形式之一，具有各种各样的功用。音乐在我们的生活中扮演着重要的角色，许多人甚至将其视为人类灵魂的表现。音乐可以引起人们的共鸣，激发情感，传达思想，减缓压力，增加快乐，等等。作为一种文化元素，音乐也常常被用来表达某个群体或民族独特的思想和价值观。此外，科学研究表明，音乐能够对人的身心健康产生积极的影响，例如提高免疫力、促进记忆力和增强思维灵活性等。因此，无论是从艺术的角度还是从人类生命的角度，音乐都是一种非常重要的艺术形式。本节将深入地探讨音乐的各种功用。

一、音乐的本质

如果从不同角度或不同领域出发，对音乐的定义也会存在不同。从《中国大百科全书》对音乐这一概念的定义来看，音乐是一种凭借声波振动存在，在时间流逝中展现，同时通过人类听觉器官而引起人本身情绪反应和情感体验的艺术门类。音乐是一种流动的艺术形式，在受众欣赏音乐和聆听音乐的过程中，因为无法定格在某一时间或长时间停留，所以需要依靠欣赏者本身的瞬间感悟及情感体验。如果从人本身的主观感受方面来看，音乐能通过声音的形式对人的听觉器官产生刺激，然后人对这种听觉进行自我判断，并产生喜悦、悲伤或其他感受，从而对人本身的直觉及其他感觉带来一定程度的影响，甚至在一些情况下人的思想也会受到影响。马克思主义认为，任何一种事物与其他事物之间都存在相互关联、相辅相成的关系，音乐也是如此。所以，在对音乐进行分析的过程中，不能将音乐与其他事物割裂开来，而是需要在将音乐与其他事物关联的情况下进行分析，这样才能够充分认识到音乐的重要作用。比如，在音乐进行表现的过程中可以将音乐和舞蹈进行联系，发挥音乐对舞蹈的支撑作用；也可以将音乐和诗歌进行关联，这样能够通过两者的共同作用渲染出美好意境。

将音乐和其他事物关联起来能使音乐的本质作用凸显。比如，音乐对不同年龄段人群产生的作用不同，其对特殊人群的作用会更加显著。音乐会随着社会的发展而不断变化，而人们也习惯将自身的某种希望寄托在某种艺术形式中，而音乐就是其中一种较为直接的艺术形式。人们总是希望事物变得更加美好，因此对音乐的追求也是一种对真善美的追求。

二、音乐的功能

（一）审美功能

随着社会的快速发展，人们已经认识到促进自身身心全面发展的重要意义，即不仅需要在生理方面获得健康，也需要在心理方面获得愉悦感，而音乐作为一种通俗易懂和简单易行的艺术形式，受到了人们的追捧和喜爱。在音乐的熏陶和影响下，人们的音乐素养得到提升，艺术鉴赏能力得以强化，从而在日常生活中能以更加积极健康的心态面对生活。

在全世界范围内，不同国家或地区的人们对音乐都有高度认同感。不同国家和地区的人可能无法听懂对方的语言，但是在聆听音乐的过程中都能够体会到其中传递出的情感和思想。法国著名雕塑家罗丹曾说："世界上并不缺少美，而是缺少发现美的眼睛。""发现美"除了指人们通过视觉器官看到以外，还指人本身的审美能力。音乐作为一种艺术形式，是人们寄托情感和传递情绪的重要形式之一，能对其他人产生直接或间接的感染，因此在培养人的审美意识和能力方面有着重要作用。

音乐能通过律动对人本身的感官系统和神经系统产生刺激，从而使人产生相应的情感体验，这就是音乐审美给人带来的生理层面的感受，主要是人在通过听觉器官接收到声音后所产生的直接反应。但是不同人反应会存在一定差异，不同的人会有不同的价值观，因此对音乐的感受也存在不同。如果个体在接收到音乐之后判断该音乐是好的，那么则反映出该音乐与个体本身的审美相符，同时个体会将自己的思想及情感与该音乐进行联系，并且与音乐中所传递的情感形成共识，这就是基于心理层面的审美心理。如果在接受音乐的过程中，个体将自身的情感思想和音乐进行融合，并且将自己的愿望或希望在脑海中进行编织，那么就意味着个体实现了自身的个性化审美。

从教育方面来看，音乐是学校教育中的必修课程。在当前的审美教育中，音乐是其中的重要组成部分，具有一定的教育功能。如果将音乐和教育内容进行结合，就能够促使教育具备审美性。音乐教育可以使学生逐渐形成审美结构，并且提升学生的想象力和感知力。同时，音乐还可以通过节奏、旋律及音色方面的变化，给学生带来更为新奇的感受，从而使学生的想象力得到发展。

任何人在成长过程中学习音乐都会对其审美产生重要影响，特别是音乐欣赏中的美育功能，可以帮助个体在欣赏音乐作品的过程中逐渐形成正确的审美思想，使其从艺术角度出发体会音乐作品中所包含的情绪、思想，从而形成自己独有的审美品位，进而使自身审美能力得到提升。在不同的年龄段中欣赏的音乐作品也应该符合这一年龄段的整体特征，只有音乐与自身相符合，才能使个体对音乐有更好的理解和感知，才能促进个体充分发挥自身的想象力和创造力，从而实现音乐审美能力的提升。

（二）娱乐功能

正因为音乐具有娱乐功能，所以音乐可以帮助人们释放自身压力及放松心情。

在现今社会中，随着生活节奏不断加快，人们所面对的生活压力也在不断增大，这就导致人们的身心长期处于一种紧张状态，并且积郁了一些不良情绪。如果长期处于这种状态中，必然会对人的身心健康产生不利影响，而通过音乐可以实现缓解压力和放松心情的目的。在日常生活中，无论是在地铁、商场还是公交车上，都能够发现有较多的年轻人在听音乐。

事实上，通过音乐来进行娱乐和放松，在古代就存在。比如，在早期劳动过程中，劳动人民会通过劳动号子来进行放松，这也反映出音乐可以使人们在繁重的工作中产生更多愉悦感与轻松感，在乏味的工作中产生更多乐趣。在当前，很多人喜欢观看演唱会，主要原因是演唱会或音乐会可以给人带来听觉冲击。

在不同的年龄段，音乐所产生的娱乐功能会存在一定差异。比如，年轻群体更加喜欢唱歌及进行音乐创作，在此过程中他们可以在音乐的感染中缓解压力和放松心情；老年人群体则更加倾向于结合音乐进行体育锻炼或聆听音乐排解孤独感。在当前阶段，随着我国人民生活水平的不断提高，文化娱乐活动日益丰富，更多老年人喜欢参与各种音乐娱乐活动。例如，在日常生活中我们可以看到很多老年人在散步或锻炼身体的过程中会听一些音乐，通过这些音乐来娱乐和放松。又如一些已经退休的老年人喜欢在茶余饭后唱歌、跳舞，希望可以通过音乐来使退休生活更加丰富。除了城市以外，在我国乡村地区也会有艺术团体演出，并且很多乡村老年人喜欢参与这样的演出。

在新媒体时代，人们不仅可以通过电视观看各种音乐节目，还可以通过手机、平板电脑下载并观看。所以，音乐所产生的娱乐作用不可忽视，人们通过音乐娱乐活动放松身心的同时，还能够达到强身健体的目的。除此之外，人们通过音乐还可以结交到更多朋友，间接提升社会交际能力。

（三）治疗功能

音乐所具备的治疗功能可以追溯到我国古代时期，当时就已经有通过音乐来治疗疾病的理论和案例，只是由于当时医学不够发达，因此很多通过音乐治疗疾病的过程往往是通过巫术的形式得以体现。

在20世纪50年代，医学领域逐渐开始兴起音乐治疗学，并且在以后的发展过程中随着更多医生及相关工作人员的总结，促使音乐治疗成为一门独立的学科。近年来，随着各个国家音乐治疗的发展，最终形成了现代音乐治疗学。现代音乐治疗学目前已经实现对音乐、心理学等方面的综合应用，提倡在不同学科融合的基础上对患者进行音乐治疗。从我国实际情况来看，由于我国音乐治疗研究起步较晚，发展时间较短，所以相较于其他国家仍然存在一定差距。但是近年来，随着我国专家、学者的不断探索和进步，我国在音乐治疗方面取得了一些成就，并使音乐治疗得以快速发展和推广。

从上述内容可知，音乐是一种具有律动性的声音，所以人们在聆听音乐的过程中能够受到声波的刺激，从而在身心方面产生某种感觉，如愉悦、悲伤。音乐正是通过对听者的刺激，从而对人的身体起到调节和改善的作用。从心理层面来看，音乐对人的刺激主要作用在神经系统中，可以使神经系统产生反应，使人的身体感到舒适，帮助人缓解心理压力和排除不良情绪，从而对人的心理产生积极作用。

当前大量的临床研究结果表明，音乐治疗在某些疾病的治疗方面能够发挥重要作用。比如，在某个实践调查中，一个罹患鼻喉癌的人已经无法像正常人一样发出声音，但是在音乐治疗过程中长期练习发声，不仅能够发出声音，还可以完整地表达一句话，这里能够看出音乐治疗的作用所在。音乐本身的治疗功能不仅体现在对疾病的预防或治疗，也体现在日常生活中压力排解、心理疏导等方面，尤其是在抑郁症治疗方面，音乐治疗有明显的效果。从目前来看，关于抑郁症的病因存在多种说法。在古代，人们认为抑郁症的产生是由超自然力量造成的；进入20世纪中期后，更多的人认为抑郁症的出现是由于个体受到了较大的情感创伤；在今天，对抑郁症的研究主要是从人身体的消化系统、神经系统出发，以此来探究抑郁症发病的根源。通过对各种资料的收集笔者发现，如果一个人长期处于情绪低落状态中，则容易产生抑郁症，所以要想防止抑郁症的出现就必须拥有良好的情绪，音乐治疗能才发挥出有效的辅助作用。对抑郁症患者来说，如果经常进行音乐聆听或经常参与各种音乐活动，可以使抑郁症患者的情绪得到转移，使他们逐渐忘却生活中产生的各种烦恼事，而在参与音乐活动的过程与更多人进行接触和交流更容易产生积极情绪。

在音乐治疗中，音乐可以对人的听觉系统产生刺激，然后这种刺激会通过神经系统传递至身体的各个部分，从而引起人心理和生理两方面的变化，所以音乐可以刺激抑郁症患者脑部的神经系统，使抑郁症患者产生情绪变化，同时通过积极引导来调整抑郁症患者的情绪状态。如果抑郁症患者处于情绪高涨的状态中，那么其整体状态就能够得到改善。

第二节　健康的概念和状态

一、健康的概念

健康，指的是一个人在身体、精神及社会等方面都处于良好状态。具体来看，健康包含两方面内容：一方面是身体内部各脏器的运行正常，身体整体形态正常，所有的身体器官及系统都能够正常发挥功能，并能够进行正常的行动或劳动；另一方面是对疾病有一定的抵抗能力，即在生理方面有较高的水平。在现代社会中，人们的健康观念已经产生了很大改变，因此世界卫生组织对健康的定义进行了补充，特别指出在当今时代，不仅要具备心理健康，也应该有良好的抗挫折能力和社会适应能力。所以，现代人的健康需要从不同方面进行分析，其中最为重要的是身心健康，指的是人的机体正常运行并且没有疾病困扰，这是一种传统意义上对健康概念的理解。

对于健康的概念，还可以进行阶段性的论述，比如在青少年时期，健康指的是生机勃勃及精神饱满；在成年之后，健康指的是体内器官正常运转、精力旺盛及心态健康；在老年时期，健康指的是能够自理和谦让平和。综上所述，健康指的是人的各项功能以及器官能够正常运转，精力充沛，并且拥有较好的社会适应能力。相较于健康，疾病主要指的是人身体机能产生异常或出现精神或心理方面的问题。

健康除了指各种生理方面的指标正常以外，还强调心理方面的良好状态，这是当前健康方面较为科学的理念之一。具体来看，心理健康并不代表身体健康，同时身体健康也不意味着身心健康。对个人而言，如果拥有良好的心理状态，那么就能使个人保持良好的意识状态；如果长时间处于不健康的心理状态，那么就会导致人身体的不同器官出现问题。一旦个人身体处于不健康状态，在很大程度上就会导致心理问题，甚至会发展成为严重的心理疾病。

二、健康的状态

人的健康状态可以分为不同层次，比如健康、亚健康及不健康。当然，人处于不同层次的健康状态表现也会存在不同。在通常情况下，处于健康状态下的人往往有以下几方面表现：一是胃口较好，不挑食；二是有良好的睡眠质量，能够保持清醒的头脑，并且记忆力较强；三是关节灵活和皮肤光滑；四是有良好的人际关系；五是有较强的问题处理能力。亚健康状态是健康和疾病之间的一种临界状态。对于处于这一状态的人，医院的各种仪器设备无法直接检测到相关的疾病指标，但是个人本身会感到各种不适。随着人们生活节奏的不断加快、工作压力的不断增加，以及在饮食和睡眠方面的不规律，很多人处于亚健康状态。当处于亚健康状态时往往会有以下表现：第一，体虚乏力；第二，头昏脑涨；第三，失眠多梦；第四，精神不振。

从目前的实际情况来看，人们产生各种疾病或呈现出不健康状态主要是由于不健康的生活方式、空气污染、食物农药残留添加剂，以及水污染等所导致的。不健康状态不仅对老年人产生了严重影响，而且已经波及青少年，很多人在疾病发现时已经十分严重，甚至已经失去了治愈的机会。事实上，大部分疾病在发生之前是有一定征兆或身体会发出相应的警告信号，如果能够根据这些信号来判断自身的身体情况，那么就可以提早预防，避免疾病的发生。

第三节　音乐治疗

一、音乐治疗的定义

关于音乐治疗，美国著名音乐治疗学家布鲁夏在其所著的《定义音乐治疗》一书中进行了较为全面和精确的定义。该书指出，音乐治疗是一种系统性的干预过程，并且在这一干预过程中，音乐治疗师会以各种形式的音乐体验为基础，通过在音乐治疗过程中发展而来的治疗关系帮助被治疗对象实现健康的目标。这一定义主要强调了音乐治疗的三个要点，具体如下。

第一，音乐治疗的过程是一个科学且系统的过程，是建立在相应计划及目标基础上的过程。在治疗过程中，音乐治疗师首先需要充分了解被治疗对象的实际需求，然后以该实际需求为基础对被治疗对象进行综合评估，最后制定出相对应的音乐治疗方案。在进行音乐治疗的过程中，音乐治疗师不仅会在进行音乐治疗之前对被治疗对象进行各方面的评估，同时会在治疗过程中通过观察被治疗对象的实际反应对治疗方案进行优化调整，还会将所得出的数据信息进行量化。因此，音乐治疗的整个过程是一个有目的的过程，也是一个系统的过程。

第二，音乐治疗相较于其他形式的治疗，最大的区别在于在音乐治疗过程中主要利用音乐的功能来达到治疗效果。在治疗过程中，音乐治疗师会针对不同情况的治疗对象或需要达到的不同目标来选择不同的治疗方式，同时在治疗过程中会因为实际情况的变化而选择新的治疗方法。比如，在治疗过程中，音乐治疗师可以让被治疗对象在播放背景音乐的同时聊天或演奏音乐，这样能够帮助被治疗对象宣泄自己的情感，排除自身的不良情绪。又如，在治疗过程中可以将音乐作为背景，引导被治疗对象在音乐中进行一些活动。

第三，在音乐治疗进展过程中，被治疗对象、音乐及音乐治疗师三者都不可被替代。在实际生活中，很多人会通过聆听音乐来帮助自己缓解压力，或通过创作音乐来宣泄自己压抑的情感，但是这种方式从严格意义来看并不能用于治疗。

二、音乐治疗的两种形式

音乐治疗主要包含两种基本形式，一种为个体音乐治疗形式，另一种为集体音乐治疗形式。在实际治疗过程中采用哪种形式主要取决于被治疗对象的实际情况。

（一）个体音乐治疗形式

个体音乐治疗形式指的是一对一的治疗。在个体音乐治疗过程中，音乐治疗师首先会与被治疗对象建立和谐关系，然后通过双方的共同努力来实现治疗目标。在个体音乐治疗过程中，音乐治疗师所面临的被治疗对象为一个人，所以个体音乐治疗形式的私密性更强，更容易让被治疗对象在短时间内放下心里的戒备，展现出真正的自我。对音乐治疗师而言，在使用个体音乐治疗形式的过程中，往往倾向于通过挖掘被治疗对象内心深处的问题来达到治疗目标。

（二）集体音乐治疗形式

集体音乐治疗形式往往是以多个人为小组进行治疗。这种治疗形式能为被治疗对象提供一个具有社会性的环境，音乐治疗师在治疗过程中可以通过组织所有被治疗对象共同进行某种音乐活动来实现治疗目标。在进行音乐活动的过程中，音乐治疗师会观察所有被治疗对象出现的反应，从而帮助这些被治疗对象在具有社会性的环境中改善自身的问题，使他们在这样的环境中与其他人进行交流沟通，从而宣泄自己的情感，最终纠正错误认知，达到治疗的目的。

第二章　音乐治疗发展概述

音乐治疗是一种结合音乐和心理治疗的专业治疗，其历史可以追溯到古代。在现代，随着对精神疾病的认知和对心理治疗的重视，音乐治疗得到了广泛的关注和应用。一些研究表明，音乐治疗可以帮助人们减轻压力和焦虑，并改善行为问题、情感问题及认知障碍等。该领域也取得了重要的进展，例如：制定了音乐治疗的标准和伦理规范、建立了音乐治疗培训和教育体系、探索并发展了新的方法和技术等。本章将对音乐治疗的发展历程进行概述，分析其现状与未来的发展趋势，以期进一步提高人们对于音乐治疗的认识和了解。

第一节　国际音乐疗法的发展历史

自古代起，人们就开始关注自己的身心健康，并且意识到音乐活动对人们的身心健康有帮助，比如在古代时期的美索不达米亚和埃及就开始出现音乐演奏者，并逐渐形成了一批专门从事音乐演奏的人，而且有大量的文件记载了这些音乐演奏家在各个地方的演出记录，音乐演奏一度成为人们当时的主要娱乐活动。人们通过音乐来发泄自己的情绪，并享受音乐带来的美好。由于人们对音乐的追求越来越高，这些专门的音乐演奏就成为当时的一种社会需求。事实上，通过音乐来治疗自身的疾病早在原始人时期就已经出现，如在一些原始部落中会通过一边敲击石器一边跳舞来治疗疾病，即使在科技发达的今天，非洲、南美洲和澳大利亚等地区的原始部落依然通过巫师乐舞来治疗疾病。在治疗过程中，巫师会按照一定仪式伴随各种音乐的声响来为病人驱魔治病。这一事实反映出在古代人们认为音乐和治病的本质一致，即音乐就是一种治病方式。在原始社会中，人类将音乐作为一种表达自身情感的重要方式，并且在田间地头或其他劳作过程中通过音乐来刺激自身，使自己有更多的劳动热情。同时，古代人还会把音乐与巫术或医术关联起来，在治疗病人的过程中通过音乐与神灵沟通，然后通过神灵来使病人摆脱病魔的困扰。在实际治疗过程中，治疗者会在病人周围手舞足蹈，并且口中哼唱一些旋律，从而使病人情绪得到缓解，心情变得更为舒畅。再比如一些医生在为病人治疗的过程中会和病人一起唱歌，从而使病人在唱歌的过程中得到安慰，这也有助于治疗疾病。

从人类的发展历史来看，使用音乐来治疗疾病早已有文字记载，甚至可以追溯到远古时期。最早通过音乐来治疗疾病的记录为"Kahum Papyrus"，其中记录了使用咒语对疾病进行治疗的用途。传教士认为在治疗病人的过程中可以向上天祈祷，也可以和病人一起唱圣歌，这样能使病人在治疗过程中得到神灵的安慰，从而摆脱疾病的困扰。事实上，无论是向上天祈祷还是与病人一起唱圣歌，都是一种慰藉病人心灵的方法，能使病人心情舒畅，所以有助于病人疾病的痊愈。从目前相关的研究成果来看，在古代，巫医对病人的治疗往往是在处于同质的音乐和病人同质精神状态的情况下进行治疗，这种治疗模式在现代相关理论中被称为同质原理。

古印度和古埃及的医生已经知道使用音乐能在治疗病人的过程中减轻病人的痛苦，还可以减少产妇分娩时的痛苦。古埃及人认为，无论是何种疾病，都是神灵给予病人在违反规则或产生罪孽时的惩罚。所以古埃及人在治疗过程中不仅会摆设相关供品，还会通过演奏音乐来平息神灵的愤怒。

除此之外，我们还可以从古希腊古罗马时期、中世纪时期、文艺复兴时期一直到今天的欧美国家文献中，看到大量关于音乐与疾病及心理健康方面的论述或报告，有很多医生开始使用音乐对患者进行辅助治疗，尤其是对一些精神疾病患者，用音乐治疗能极大地辅助这些患者康复，并且大量的临床治疗实践也证实了这一点。人们开始在医疗领域专门进行音乐治疗研究，对不同的患者使用不同的音乐治疗方法，可以有效地帮助这些患者尽快康复。

在古希腊的传说中，太阳神阿波罗是掌管音乐和医药的神，据说当太阳神阿波罗同时拨弄诗琴的两根琴弦时，就能使箭伤的创痛得以减弱。从这里能够看出，古希腊人将医疗和音乐全部归属于一个神灵进行掌管，这并不是偶然发生的事情，而是古希腊人在当时已经知晓音乐和健康紧密关联，并且知晓掌握音乐对人类身心健康而言十分重要。

人类进入文明社会之后，对音乐有治疗作用有了更为清晰的认知。比如古希腊哲学家柏拉图和亚里士多德都曾经发表过关于音乐治疗的观点。柏拉图是古希腊最具影响力的哲学家，他十分重视音乐对人类心理的影响，指出无论是体育教育还是音乐教育，对于人类发展而言都十分重要，体育教育可以锻炼人的强健体魄，音乐教育可以锻炼人的心智，通过体育教育和音乐教育能完善人的内在和外在的平衡，能够实现自身的和谐。另外在古希腊，一些学者认为人们之所以会产生疾病，就是因为人的身体出现了不平衡，包括心理和生理两方面，而音乐有一种特殊的力量能使人们在心理和生理方面达到平衡，尤其是在心理方面能疏解不好的情绪，因此，音乐有一定的治疗效果。柏拉图也指出，音乐对人的身心健康有着很大的影响，主要有三种方式：第一，音乐可以驱策人的行动；第二，音乐能使人的身心健康达到平衡；第三，音乐能对人的意志活动产生阻碍，导致人产生无意识的活动或行为。同时，柏拉图还指出不同音乐的调试会对接受音乐者的道德思想产生不同影响。

亚里士多德也是古希腊伟大的哲学家，其提出的净化心灵法则对后世有着深远影响。相较于柏拉图，亚里士多德通过大量的临床试验和观察，指出音乐治疗有很大的价值。亚里士多德认为，很多病人能通过音乐来恢复自己的情绪，并且能恢复到正常的状态。正是音乐的这种独特的治疗效果，让亚里士多德更加注重对音乐治疗的研究。亚里士多德在《政治学》中指出，人对于音乐的伦理价值取向源于不同音乐的音阶调式，即不同的音阶调式会对人产生不同影响。亚里士多德还指出，通过音乐，人可以将自身的不同情感展现出来。此外，亚里士多德将包含有不同情感的音乐分为两种类型：第一种类型是能引导人的精神进入安静状态的音乐；第二种类型是可以引导人的精神进入兴奋状态的音乐。亚里士多德指出人们在欣赏包含有某种情感的音乐时，会使不同人产生相同的情绪。亚里士多德的这些理论从某种程度上来看，可以被认为是音乐治疗中同质原理的起点，所以在同质原理基础上所产生的治疗效果被称为亚里士多德净化效果。

毕达哥拉斯也是古希腊伟大的哲学家、数学家和天文学家，同时毕达哥拉斯对音乐也很感兴趣，他在音乐治疗思维方法方面做出了突出贡献。"音乐医学"这一概念最早是由毕达哥拉斯提出，并且他指出音乐产生的情绪可能和声音的不同调式或不同音阶方面的组合紧密相关。在毕达哥拉斯看来，无论是可以医治病人心中情欲的音乐旋律，还是可以医治病人心中忧郁的音乐旋律，或是可以医治病人生气愤怒等方面的音乐旋律，都是音乐的净化作用，因此对音乐的欣赏有助于身心健康。

亚里士多德认为，在音乐所有音调中，C调最适合陶冶人的情操和性格。在亚里士多德这一理论的影响下，俄国人长期以来相信教堂的钟声具有一定治疗效果。对亚里士多德和毕达哥拉斯的两种音乐疗法的概念进行比较可以发现，亚里士多德更加重视音乐和情绪之间所存在的同质效果，通过这种同质效果可以实现心灵的和谐；毕达哥拉斯则重视音乐的修心养性功能，认为通过音乐可以实现身心的协调。无论是亚里士多德还是毕达哥拉斯，他们关于音乐治疗的理论对现代音乐治疗的形成都具有重要意义。

在古希腊时代，音乐治疗被认为是一种通过灵魂作为媒介对肉体产生积极影响的治疗方法，所以音乐疗法往往是按照医生的处方进行。由于当时人们对疾病的治疗方法的认识较为匮乏，因此在音乐治疗方面主要是将音乐和精神方面的治疗进行结合。时至今日，仍然存在于各个原始部落中的巫医或使用各种传统治疗方法进行治疗的治疗者，他们往往会通过音乐治疗方法来治疗患有心理疾病的病人，在一些宗教的仪式中音乐也扮演着重要的角色。

古希腊人发现音乐除了有一定的疾病治疗效果之外，还有一定的催眠效果。还有一些音乐可以促进人们的消化，比如在很多高档的餐厅人们会听到愉悦的音乐，这些音乐能使人们愉快地用餐。古希腊人还发现不同的音乐有不同的治疗效果，尤其是针对不同的病人，可以根据他们不同的病情选择不同的音乐来治疗。除此之外，古希腊人认为不仅通过听音乐可以对患者进行辅助治疗，而且通过演奏乐器能发泄患者的情绪，从而达到一定的治疗效果。但是从整体上来看，古希腊人对音乐的解释停留在通过听音乐来进行治疗，尚没有进入创作音乐进行治疗这一层次。大部分人能通过听音乐来舒缓自己的情绪达到一定的治疗效果，而通过创作音乐进行辅助治疗却只适合少数人，这也是针对不同人群所用到的音乐治疗法不同的原因。古希腊时期，一般情况下医生会通过药物来治疗患者的生理疾病，同时会使用音乐来对患者进行心理上的治疗，从而达到一种生理、心理平衡治疗的效果。古希腊人虽然对音乐的治疗作用有所认识，但仅仅运用在临床诊断实践中，也可以理解为音乐治疗只在医学领域使用比较广，而在社会教育和思想教育方面并没有深层次的学习和传承。在罗马帝国衰败之后，这些音乐治疗的理论和观念也被逐渐淡忘，甚至消失。但是根据现存相关资料的记载，在罗马帝国衰败之后音乐仍然在宗教和巫术仪式上使用，并且在治疗病人方面也起到了一定作用。

从西方历史发展来看，中世纪时期被看作西方的"黑暗时代"，但正是在这一时期音乐被赋予了教化人道德理性的功能。在当时，教会和修道院是文明和艺术的中心。在当时教会的庇护下，音乐和医学快速发展。在做礼拜时，人们所具有的虔诚心情使音乐具有了一定心理效应。

在以人文主义思潮为主体的文艺复兴时期，音乐逐渐从宗教神学中被解放出来，同时各种世俗音乐也开始发展，逐渐代替教会音乐，成为当时一种独立的艺术门类。同时，医学也获得了快速发展的机会，比如维萨里就对人体组织进行了研究，获得了一定成效，并且以此为基础编写并出版了《人体构造论》。同一时期，各个学校开设了诸多学科课程，其中就包含音乐课程和医学课程，这些学者开始重视对音乐和医学方面的结合研究，一是将这两门学科进行单独研究，二是通过将这两门学科的共同之处加以结合进行研究。正是在这一时期，人们重新审视音乐治疗，发现音乐的律动和人的心脏起伏节奏有相似之处，这也能看出人们对音乐的研究和探讨进入了更深层次的探索道路。因此，人们开始从心理学及生理学等方面，对音乐对人类身心健康、疾病方面的干预作用进行研究。在这一时期，不少学者在音乐的音色、节奏对人产生紧张和松弛情绪方面所产生的影响进行分析和应用。17世纪以来，在医学方面的研究相较于古希腊时期，最大的差别在于此时期的医学家主要是从生理学和心理学角度出发来研究医学，而古希腊时期是从伦理学角度来看待这一问题。此时的音乐已经被看作一种娱乐,以及可以激发人精神的手段,并且认为音乐最大的价值在于能通过旋律或节奏等对人的精神产生安慰作用,使人摆脱烦恼、恐惧等负面的情绪。

进入18世纪后,随着科学的快速发展,关于音乐治疗的研究及所得出的相关成果也更加科学。在18世纪末期,医生帕伯克特最早指出如果要想在治疗中使用音乐,并且对音乐进行有效控制,就必须具备相应的音乐知识。

在这一时期,有很多关于音乐治疗的研究文献被发表出来,可以看出,在这一时期很多学者对音乐治疗逐渐重视起来,并把它当作一种科学看待。比如一些学者认为音乐可以缓解人的情绪,帮助人调整心态,甚至可以延长人的寿命;还有一些学者则在音乐治疗的基础上开出了相关处方。这些文献主要是从音乐治疗的效果,以及在治疗过程中病人的感受方面进行研究和分析。进入巴洛克时期之后,音乐得到发展,并且为人们的精神生活提供了更多庇护。该时期的音乐具有更强烈的戏剧对比性,对当时的艺术思潮产生了很大影响。当时的音乐家和学者,比如马太松、马普格等人提出了情感论问题,并且对此进行了深入研究,对音乐的研究开始从理性逐渐转向对情感的关注。在这一时期,人们也更加关注音乐的治疗作用,并且有人开始尝试通过演唱歌曲来治疗抑郁症,认为通过唱歌可以充分发泄情绪,从而治愈抑郁症等神经性疾病。这些人还指出,唱歌能够影响人的心脏跳动及血液循环,从而引起生理方面的变化,同时指出在唱歌的影响下,人的精神活动可以得到强化,从而改变人的抑郁心境。所以,在巴洛克时期的音乐不仅涉及对心理的影响,还涉及对生理的影响。

进入19世纪后,欧洲的一些精神科医生在实践工作中发现,一些疾病尽管对其他各个方面的刺激没有任何反应,但是对音乐刺激会产生一定反应,因此音乐和医学的联结在19世纪重新被人重视,人们越来越关心音乐对身心疾病的治疗,从而使医生对音乐辅助治疗产生兴趣,开始深入研究音乐心理治疗。1807年,奥地利医生利希滕塔尔写成了关于音乐治疗的名著——《音乐医生》。在此之后,关于音乐对人的心理及生理的影响受到了更多人的关注,在这一方面的研究也更加深入。1846年,著名医生克梅特发表了《音乐对健康和生活的影响》,该文引用了大量资料,并且在此基础上讨论了音乐在治疗疾病中所发挥的作用。同时，该文还指出通过音乐来治疗病人的医生应该掌握一定的音乐知识，只有这样才能根据病人的实际情况来选择合适的音乐或在合适的时间段内进行音乐治疗。同时，克梅特还指出如果要用音乐来治疗疾病，就必须熟悉病人的生活方式、生活背景、性格、生活习惯及情绪等，从而以此为基础选择合适的方式及合适的音乐作品进行适时的演奏，这样才能够更好地发挥音乐治疗的作用。

克梅特提出的音乐治疗原则，时至今日仍然运用于音乐治疗中。克梅特从心理学和生理学角度出发，科学地阐述了音乐和人身心健康之间的关系，并且提出了在使用音乐进行疾病治疗的过程中所使用的治疗方法，明确了音乐治疗的概念。在此之后，关于音乐治疗的科学研究不断得到发展。

19世纪，另一位医生莫杰提出了一些关于音乐治疗的原则，即医生通过音乐进行疾病治疗时，必须考虑以下几个方面：第一，医生需要了解疾病性质；第二，医生需要了解病人偏爱哪些音乐音调；第三，哪些旋律会对病人产生作用；第四，音乐治疗方法不适用于治疗头痛、耳痛的病人，也不适用于治疗会产生激动情绪的病人；第五，在使用音乐治疗的过程中，医生必须注意音乐音量，因为音量过大会对病人的大脑产生过强刺激；第六，音乐的音量应该逐步增大，并且音乐的演奏时间不能持续过长。在这里，莫杰提出了医生在治疗过程中必须根据病人的敏感程度来选择合适的音乐，需要根据病人的注意力来对音量进行控制，并且需要把控好音乐的演奏时间，这些内容在现在的音乐治疗中依然是重要原则。

19世纪，医学领域中实现了许多重大突破，比如在细胞学的研究方面获得了极大的进展，再比如发现了X光，同时还拥有了全身麻醉外科手术方面的技术。人们通过这些新的技术再次对音乐在治疗疾病过程中所产生的作用进行研究，并取得了一定的成果。这些成果在心理学、音乐心理学、音乐治疗学等方面发挥着重要作用。比如以巴甫洛夫为代表的行为主义心理学学派，为后来的音乐治疗研究提供了具有可操作性的理论及试验依据。1897年，美国的爱荷华大学聘请了有"音乐心理学之父"称号的卡尔·艾米尔·西肖尔，至此该大学开启了对音乐心理学的实验研究。

进入20世纪后，随着各种科学技术的发展和进步，音乐治疗在这些科学技术的支撑下也获得了较大发展。此时，关于音乐之类的研究，不再局限于音乐生理学范畴，而是更加相信音乐会对人的精神疾病产生一定疗效，并且运用科学和客观的方法研究了音乐对人情绪的干预作用。比如在1979年，瑞道斯和勃利共同编写了《音乐行为的心理学基础》这一著作，该书详细论述了音乐对情绪的干预作用，为后来音乐治疗学的研究提供了实证依据。

随着音乐治疗的快速发展，音乐治疗逐渐被运用于特殊教育。比如在1829年，帕金斯盲校成立，该学校的管理者与音乐教师共同开发了音乐课程，并且在此基础上形成了有效的指导体系。至1845年，音乐家乔治·鲁特在纽约盲校工作了5年时间。除此之外，在美国的马萨诸塞州、伊利诺伊州、俄亥俄州都设立了公立的特殊训练学校，并且在这些训练学校中，音乐成为其中的重要组成部分。

在20世纪以前，人们使用音乐辅助治疗只能简单地依靠人声和乐器声等方式。进入20世纪以后，新型唱片机和其他电子设备的发明，给音乐治疗带来了极大的便利。因为在实际治疗过程中患者需要直接收听音乐来接受治疗，最初没有更好的办法能迅速地让患者听到音乐，而且需要匹配合适的音乐来进行辅助治疗。随着新型音乐播放设备的问世，人们有了多种选择，并且使用便利。在医疗过程中不仅可以快速播放不同的音乐来对患者进行辅助治疗，而且操作简单、使用方便。随着电子乐器的发展，传统乐器的单一性和局限性被打破，电子乐器可以发出区别于传统乐器的独特音色，这些音色还能使听者产生不同的奇思妙想，因此电子音乐的兴起为今后的音乐治疗带来了广阔的发展前景。

随着第一次世界大战的结束，音乐活动更多地被用来帮助那些在战争中受伤的士兵恢复肌肉或关节的功能。在这期间，一名叫威廉·温迪沃的海军乐手深切感受到音乐可以抚慰人心，因此他在回到美国之后就开始投入通过音乐来治疗精神疾病患者的工作。1926年，威廉·温迪沃向美国精神医学杂志投了《精神病医院的音乐》的论文，在该论文中他论述了音乐在治疗精神疾病中所发挥的作用，并且对音乐治疗给予了极大的期待。第二次世界大战给美国的音乐治疗发展带来了重大转机。在第二次世界大战过程中，美国的野战医院医生在治疗士兵的过程中会使用留声机播放士兵所熟悉的家乡歌曲，通过这种方式使手术后的士兵出现感染的概率大大下降。根据1944年美国国家音乐委员会的相关统计，当时美国的209家医院中有192家医院进行了音乐活动。

1956年，美国NMC医院的音乐委员会对成立全国性专业学术组织机构进行了讨论。此次会议将全国组织的名称从"医院音乐"更改为"音乐治疗"，并且确定了"音乐治疗"这一学术名词，这标志着音乐治疗作为一种正式职业被确立。在1998年，"全美音乐治疗协会"改名为"美国音乐治疗协会"，该协会是目前世界上规模最大，并且是最权威的音乐治疗学术团体。美国音乐治疗协会经过数十年的发展，目前已经能够向社会各界人士提供各种出版物，如已经出版的《音乐治疗》《音乐治疗观察》《音乐治疗资料》。美国的音乐治疗教育近年来获得了极大的发展，有80余所大学开设了音乐治疗专业，并且可以培养硕士及博士层次的音乐治疗人才。随着音乐治疗研究的不断深入和应用，从1974年以来全世界范围内已经召开了20余次关于音乐治疗的重要会议。

从20世纪50年代末到70年代初，很多国家在大学中设立了音乐治疗教育课程，并且以此为基础开设了专门研究音乐治疗的机构，培养出了大量既懂得医学，也掌握一些音乐知识，还掌握心理学和教育学等方面知识的人才。在20世纪70年代之后，巴西、哥伦比亚、乌拉圭、日本、以色列、芬兰等国家纷纷设立音乐治疗专业。1996年，日本制定了关于音乐治疗师的审核制度，使音乐治疗在日本成为令人所瞩目的，并且具有良好发展前景的治疗方法。

在短短的半个世纪里，音乐治疗不仅成为一门新兴学科，而且发展十分迅速，这反映出音乐治疗能满足现代社会人们的心理健康需求，而音乐治疗师也成为一个被现代人认可的社会职业。

第二节　中国音乐治疗的发展历史

在音乐治疗的诞生方面，我国也是其中重要的诞生地之一，这一点已经在各种古代文献中得到证明。在原始社会，人类开始意识到音乐能够在疾病治疗过程中产生一定效果，并且开始通过各种巫术或祭祀仪式来进行音乐治疗。之所以在该阶段的音乐治疗主要是通过祭祀仪式及巫术的方式得以表现，主要因为声音看不见摸不着，因此原始人类认为声音具有神秘感，将声音看作一种具有神秘力量的怪物。在这种思想认识的支撑下，当时的一些巫医或术士开始利用声音在人们心目中是一种神秘力量这一观念，逐渐通过音乐治疗各种疾病，并且在治疗过程中逐渐增强音乐的神秘感。在治疗过程中，这些巫医、术士往往会手舞足蹈，并且会在音乐治疗的过程中配合自己的舞蹈默念一些神秘的念词或哼唱一些曲调，以此来增强整个仪式的神秘感。由于病人认为巫医、术士通过这些方式能治疗自身的疾病，相较于平时会产生更强的信心来对抗疾病，因此病人能从巫医、术士那里得到心理方面的安慰，从而使自身产生更为愉悦的心情。正是由于病人在音乐治疗过程中，心情从原来的低沉状态转向积极状态，所以在通常情况下病人的病情会得到一定程度的好转，甚至在一些情况下会痊愈。除此之外，在原始社会中，人类还会利用音乐结合舞蹈来强身健体。比如在我国古代，由于当时人类生产力方面的不足，无法有效地对抗自然灾害，一些人往往会受到潮湿气候或其他方面自然灾害的影响，导致身体长期处于不健康状态，所以当时的人们在结合音乐的基础上编制了可以强身健体的舞蹈，以此来增强自身体质，从而更好地对抗自然给自己生存带来的挑战。

在发展过程中，更多人开始认识到音乐的重要性，并且将音乐作为一种重要的养生手段。在此之后，人们开始将音乐作为一种可以治疗疾病的重要方式。从目前来看，在全世界范围内已经产生了众多通过音乐完成疾病治疗的相关实例，以及对音乐治疗疾病的各种论述。从现存资料来看，最早记载通过音乐治疗疾病的文献为《内经》，其中记载了宫、商、角、徵、羽5种不同音阶治疗疾病的内容，并且结合心、肝、肺、脾、肾及喜、怒、忧、思、悲、恐、惊对人体疾病的病因和治疗进行了论述。除《内经》以外，五音和五脏的关系在《史记》中也有记载。

在春秋战国时期，孔子将音乐作为六门课程之一，即六艺的第二门。同时孔子还指出，以音乐作为载体对人进行教育不仅能使人格得到完善，还可以使人的行为得以改变。除了春秋战国时期以外，其他各朝各代也出现了关于音乐治疗的各种研究及记载。从养生方面来看，对音乐的运用最早诞生于远古时期，关于这一方面的记载最早在春秋战国时期，比如《吕氏春秋》就记载了当时的原始养生中已存在的音乐治疗的内容。

在我国早期，音乐多使用于祭祀、省风及宣气等方面，其中的"宣气"指的是在气不能顺畅通行的时候，通过音乐可以起到疏通的作用。《左传》中记载，在春秋战国时期，秦国的一名医学家在长期对音乐和健康进行研究后认为音乐对人的身体健康有诸多好处，并且指出要想通过音乐实现身体健康，在使用音乐或欣赏音乐的过程中必须有所选择且需要有一定节制，这样才能够通过音乐使自身实现身心健康，如果在听音乐或演奏音乐方面过度，不仅不会有益于身心健康，还会产生一定危害。

从当前存在的各种文献资料来看，有记载的音乐治疗方面的专家或医生是医和。我国古代的医学著作《内经》中有"五脏之象，可以类推，五脏相音，可以意识"的说法。这一说法指出五音和五脏存在特定联系，不同脏器所产生的疾病会有相对应的音阶，并且各种音阶又会侧重影响与这一音阶相对应的脏腑，具体为宫音对应脾，商音对应肺部，角音对应肝部，徵音对应心脏，羽音对应肾部。同时《内经》中还指出五音对人身心健康可以产生重要的促进作用，使人的身体能够长期保持健康。早在汉朝时期，司马迁在相关研究后指出音乐可以对人的精神及血脉等方面产生积极的促进作用，并且这一效果记录在其所著的史书中。在此之后的三国时期，嵇康也在其所著的图书中记载了关于音乐治疗的一些故事，比如在书中记载了西汉时期的窦公由于在儿童时期因其他原因导致双目失明，在此刺激下郁闷成疾，但是在学会弹琴后，每次遇到心烦事就会通过弹琴来宣泄，调节自己的情绪，长此以往不仅解除了病痛，还获得了高寿。

魏晋时期的阮籍在所著的《越乐论》一书中指出，音乐能够使人精神平和，阻挡外界不良因素的进入。唐代诗人白居易在《好听琴》一诗中也强调了音乐对人心理的调节功能。

除了这些记载以外，在我国古代也有关于音乐治疗的临床实例。比如在《儒门事亲》中有"忽笛鼓应之，以治人之忧而心痛者"的记载，这是我国古代使用音乐治疗心痛的案例。除此之外，还有通过音乐治疗儿童疾病的案例。在明朝时期，儿科专家万全治疗儿童喜欢睡觉、眼睛无法打开的疾病，他使用的治疗方法是：患病儿童全家在日常生活中与患病儿童进行嬉戏，并且通过鼓或镲在患病儿童床前唱歌跳舞。使用这种方法不过半天，就使患病儿童症状得到了有效缓解。在明清时期，音乐是一种重要的治疗手段，被很多医生重视。

除了上述关于音乐治疗的记载以外，在我国古代的《乐记》《养生论》等文献中也对音乐治疗进行了论述，并且提出了各种音乐治疗思想。这些文献关于音乐治疗的论述，为我国音乐治疗的后续发展提供了一定支撑。1980年，《中央音乐学院学报》刊载了刘邦瑞教授的学术报告《音乐治疗学问题》，这是第一次将欧美的音乐治疗理论介绍到我国。刘邦瑞教授的这份报告在发表之后引起了多方关注。

我国第一所专门的音乐治疗研究机构创立于1997年，是由中央音乐学院高天教授创立的，后来逐渐发展成为中央音乐学院音乐治疗研究中心。在该音乐治疗研究中心创立后，开始培养音乐治疗方面的硕士研究生。从当前实际情况来看，在我国第一所专门的音乐治疗机构创立后，我国各大高校已经建设了关于音乐治疗的各种学科，并且设立了相关专业，以此来培养更多的音乐治疗师。除了高校以外，我国很多精神疾病及康复等方面的医院也开始了对音乐治疗的研究。从当前实际发展情况来看，全国范围内已经开始进行音乐治疗的医院或单位共计接近200个，其中大部分是康复医院及精神疾病医院。同时，在这些开始研究音乐治疗的医院或单位中，已经有部分单位组成了包括医生、心理学家及音乐家在内的治疗队伍。与此同时，我国还建立了全国性的学术团体、教育机构及音像出版社。

音乐治疗在当前已被广泛运用于我国的各个领域，并且音乐治疗专业程度及实用程度还会不断提升，从而为疾病治疗提供更多的支撑。

第三章　音乐对人身心健康的影响

音乐是人类文化中不可或缺的一部分，是人们娱乐、表达情感和沟通的重要方式，近年来的研究证实音乐还会对人体产生深远的影响。从放松心情到促进身体康复，音乐在人身体和心理健康方面能发挥重要作用。因此，越来越多的医生、心理学家和治疗师将音乐作为一种有效的治疗手段，帮助患者恢复身心健康。本章将探讨音乐对人身心健康的影响和作用，以期帮助大家了解这种具有魔力的艺术形式。

第一节　不同类型的音乐对人身心健康的影响

不同类型的音乐会对人身心健康产生不同的影响。研究表明，听古典音乐可以降低心率和血压，增强大脑记忆力和专注力；流行音乐可以缓解压力和焦虑；轻音乐则可以帮助入眠。此外，不同类型的音乐还与不同的情绪和行为联系紧密。因此，深入了解不同类型的音乐对人身心健康的影响，有助于人们更好地利用音乐来改善自己的生活质量。

一、古典音乐对身心健康的影响

在古典音乐对身心健康影响方面，这里所说的古典音乐是基于广义层面的古典音乐。相较于其他类型的音乐，古典音乐无论是在创作方面还是在演奏手法方面都有严格要求，同时艺术风格往往优雅华丽，能够带来沁人心脾的感觉。目前已经有很多研究证明古典音乐能促进人身心健康发展，尤其是在帮助有精神创伤等方面疾病的人时，古典音乐能发挥出更大作用。音乐疗法在以往的几十年发展过程中，不断地在实践中完善，已经成为当前医学领域重要的研究课题之一。从当前实际情况来看，各种关于音乐治疗的研究已经证明古典音乐对人的身心健康能产生积极影响，并且古典音乐相较于其他类型的音乐所产生的影响存在一定差异。比如，一些关于古典音乐治疗方面的文献指出，人在欣赏音乐或演奏音乐的过程中能够通过音乐来发泄自己的情绪，从而影响到人本身的行为。除此之外，很多关于音乐治疗的理论也指出，音乐是一种重要的语言，是人类与生俱来的认知能力，因此即使是在日常生活中对音乐不感兴趣或对音乐完全不理解的人也同样拥有音乐方面的能力，这一点通过各种具体事例可以证明。例如，人在听某个音乐作品的过程中，往往会跟着该音乐作品所传递的信息而产生情绪上的变化，或情绪高涨，或情绪低落。从这里能够看出，即使个人对该音乐作品不熟悉或完全没有听过，也能够从该音乐作品中的节奏及旋律等方面接收到音乐作品对外传递的信息，并且充分感受音乐作品中所展现的情绪变化，也能够准确区分出该音乐作品的起始和结束。一些研究指出，之所以不熟悉音乐的人也能够感受音乐所传递出的情绪和信息，主要是人本身能将自己所接收到的各种声音与自身的情绪变化进行融合。所以，音乐会对人的大脑产生影响，从而影响人的情绪表达。

在古典音乐中，莫扎特的音乐是其中的代表，即使在今天的艺术（音乐）领域中也占据了极高的地位。相关研究表明，莫扎特的古典音乐作品能够对人的身心健康产生显著的效果，一些研究人员在对莫扎特的音乐作品进行研究后发现，莫扎特的音乐在治疗阿尔茨海默病和癫痫病方面可以发挥出有效作用，这一现象在当前被人们称为莫扎特效应。一些医学专家认为，莫扎特的古典音乐之所以能产生明显的效果，主要原因在于莫扎特的音乐作品旋律能够充分开发人类的脑功能，从而使人们在学习过程中更好地欣赏音乐。在古典音乐发展过程中，一些人逐渐发现人在听古典音乐的过程中其本身的心理状态会随着音乐产生相应的变化，同时发现古典音乐会对人身体方面的一些机能产生影响，比如人的心跳及呼吸节奏等会受到古典音乐的影响而产生变化。一些人在欣赏音乐的过程中，心跳及呼吸节奏会变得更为缓慢并且更加协调，血压也会下降。相关数据显示，如果个体在日常生活中经常欣赏古典音乐，那么相对于其他人往往就会拥有更为健康的身心，并且在心理疾病发生概率方面相较于一般人会更低。相关研究针对儿童进行了试验，在试验过程中将儿童分为两组，其中一组儿童主要进行音乐方面的各种训练，比如钢琴、吉他等，然后进行数学方面的测试；另一组是进行英语训练，然后进行与前者相同的测试。最终通过测试，发现前者在数学测试方面所获得的成绩更好。

综上所述，古典音乐在促进人身心健康方面能够产生一定作用，对儿童来说还可以提高他们的智力，对他们的身体健康产生积极影响。

二、现代音乐对身心健康的影响

在时代不断变化的过程中，各种新观念和新事物随着时代的变化不断出现和消失，而这些新的观念和事物往往会对音乐创作产生一定影响。从当前来看，相对于以往的音乐创作，现在的音乐创作更加自由和开放，并且以自由为追求的最终目标。现代音乐就是在追求自由这一目标的过程中所形成的一种音乐类型。相较于古典音乐，现代音乐不仅包含各种新的创作技法和新的语言，也包含很多新的思想观念，比如在现代音乐中追求个人自我的表现，追求对外传递自然声音的内心情感。现代音乐已经不再是单纯的音乐，而是集舞蹈、歌曲及音乐于一体，从而更大限度地表现自我。从目前来看，演唱歌曲是最受欢迎的形式，也是一种最易被接受的形式。从歌曲演唱形式方面来看，歌曲演唱不仅可以独唱，也可以多人合唱。具体而言，唱歌所受到的限制较少，可以在任何时间和任何地点随时随地进行。同时，唱歌相较于乐器演奏及舞蹈等形式更加简单，学习者更加容易上手，因此在现实生活中歌曲演唱是人们最喜欢的一种音乐形式。相关统计表明，在日常生活中，如果一个人喜欢唱歌往往相较于一般人会更加开朗并且热爱生活。因为唱歌能够使人了解用气方法，并且人们在练习唱歌的过程中会使自身的肺活量得到提高，这样就能使人的身体情况得到改善。目前很多研究表明，在日常生活中经常进行歌曲演唱能够获得以下几方面益处：一是在日常生活中经常进行歌曲演唱能够使人体血液循环得到改善，加速人体的新陈代谢。大部分人在声音练习的过程中会感觉到自身头腔、鼻腔震动，因为在声音练习过程中或处于演唱状态中，人身体内部的气息会从人体丹田处向口腔处运行，并且在此过程中会因为喉咙震动，从而使其他器官产生共鸣，这种共鸣能够使人体血液循环更加顺畅。同时，在声音练习或演唱过程中需要充分利用腰部及腹部的力量来控制气息流动，使气息能在人的身体内循环流动，引起人体的共振，进而促进人体血液循环加速，改善人的身心健康。二是在演唱歌曲的过程中，人不仅需要运用腰部和腹部力量来控制气息，同时需要不断加强自己的呼吸。呼吸频率的增加能够使人体吸入大量空气，从而加速血液循环。比如，当人们早晨在河边或公园内进行练声或是演唱歌曲时，呼吸的过程就变成了一种呼吸大量新鲜空气的过程，从而使人体内不同器官新陈代谢加快，使人体血液含氧量得到提升，而血液含氧量的提升可以减缓人体各个器官的衰老速度。三是在演唱歌曲的过程中，整个歌曲的节奏及旋律能够在一定程度上使人的部分器官与歌曲旋律产生共振，有效促进人体器官在活力方面得到提升，帮助这些器官保持健康状态。四是人在演唱歌曲的过程中，为了能够更好地把控气息流动，人的大脑要对人体进行有效的控制，在这一过程中，人会感到心情愉悦，不仅会促进身体内的细胞活力得到提升，而且会帮助人体血管扩张，获得更多的氧气。五是演唱歌曲的不同，对人产生的影响也不同。如果演唱的正是自己喜欢的歌曲，还能够使演唱者在歌声中回顾自己的人生，无论是美好的回忆还是不幸的回忆，都会在一定程度上对其当前的生活状态产生影响。

除了演唱歌曲以外，乐器演奏也能够促进人的身体健康，主要原因在于当人处于乐器演奏的状态时，需要对自己的肢体进行控制，这样就能够使人的肢体协调性得到加强。如果在日常生活中经常练习弹奏电子琴和钢琴等键盘类乐器，人的手指会更为灵活，思维也会更加敏捷，这样就能够延缓脑细胞的衰老和退化。从中医角度来看，弹琴的好处主要体现在弹琴的过程中，人的10根手指会不断接触琴键，而在10根手指的指尖处存在穴位，如果经常敲击这些穴位，就能够有效地刺激人体手指部位的神经末梢，这些刺激会通过神经末梢传递至人的大脑，从而对人的大脑产生有益作用。人在弹琴的过程中所进行的动作正是一种不断对指尖穴位进行敲击的过程，也是一种对指尖穴位进行按摩的过程，因此能够产生健脑作用。这种作用不仅针对儿童，而且对所有年龄段的人都可以产生积极作用。所以，经常弹奏键盘类乐器能够预防阿尔茨海默病的发生，同时能使人的手指更为灵活。

三、流行音乐对身心健康的影响

流行音乐相较于现代音乐和古典音乐在结构方面更加丰富多样，并且在内容方面更为广泛，通俗易懂，人们易于接受。一些儿童也会模仿电视中的明星演唱流行歌曲，由此能够看出流行歌曲在当今社会中的传播十分广泛。所以，流行歌曲具有巨大的影响力，同时在影响人成长和发展方面也具有重要作用。

通常情况下，流行歌曲的内容源于现实生活，是一种适用范围广泛且能够产生主动积极作用的音乐类型。但需要注意的是，当前部分流行音乐作品内容过于露骨直白，或透露出较为严重的消极价值观，这样不仅不会对人的身心健康产生促进作用，还会对人的身体健康产生一定的负面影响。特别是针对不同年龄段的人群，如果流行音乐作品中的内容没有充分考虑人们的心理接受程度，就会导致人们在欣赏流行音乐作品的过程中接收到负面信息，从而产生错误的认知倾向，进而产生错误的行为。比如一些流行音乐作品需要有更宽的音域，并且在音程之间有较大跨度，甚至在一些时候需要进行呐喊，这样就会对老年人群体或儿童群体的身体产生不良影响。所以在选择流行音乐时需要对流行音乐作品进行判断，不能盲目地追求潮流，否则就会对自身的身心健康产生不良影响。

第二节　音乐对不同人身心健康的影响和作用

一、音乐对不同健康状态人的影响

（一）音乐对健康人的娱乐功能

音乐作为一种娱乐形式，必然具有娱乐属性，并且这一属性在音乐的众多功能之中最为突出，是音乐的本质属性之一。人们在日常生活中可以通过欣赏音乐引发自己的想象，在音乐的支撑下回忆以往的生活或联想与自身相关联的体验与感受，比如人在紧张工作后，就可以通过欣赏音乐使自己更放松或内心释怀。

音乐对健康人能够产生良好的娱乐导向，同一种音乐会对不同人产生不同的影响。比如广场舞音乐，这种音乐类型对处于健康状态的人而言会产生正面影响，使其产生身心愉悦的感觉。所以，对处于健康状态的人而言，广场舞音乐就是一种趣味十足的音乐，能够使自身产生幸福的感受；但是对于亚健康的人来说，反而会使他们感到烦躁不安。所以音乐对不同健康状态的人，所产生的影响不同。在通常情况下，处于健康状态的人在欣赏音乐的过程中主要寻找的是能够陶醉自我的感觉。而音乐体验的最高境界就是使人在精神层面形成最为深刻的愉悦，并且可以使人在这种愉悦中接受自身在日常生活中所形成的情感体验或领悟。

一般而言，人在进行音乐体验的过程中可以充分释放个性，所以音乐可以帮助受众在体验的过程中保持良好的状态，人也可以借助音乐充分发挥自己的想象力。例如，对于有生理疾病的人而言，通过音乐可以使其想象自己健康时的情况，从而为其带来身心上的愉悦。又如，在面对较为狭窄的空间时，人可以通过音乐对自身的想象进行调节，使自己进入更加广阔的想象空间，这样就能够让人在狭窄空间或面对生理疾病的情况下感受到更多愉悦，从而改善自身的精神状态。

通常情况下，处于健康状态的人如果在欣赏音乐的过程中或在演奏音乐的过程中正处于良好的心情状态，就必然会使其产生自我陶醉之感，甚至会达到忘我的境界，而这种境界能够对人的身心健康产生积极影响。

（二）音乐对亚健康人群的调节功能

在世界经济与社会快速发展的过程中，人们在获得极大物质丰富的同时生活压力也在不断增加，尤其是给人们带来了诸多负面影响，甚至带来了诸多心理疾病。比如一些人在心理压力的影响下产生了较为严重的焦虑情绪，从而导致这些人晚上失眠多梦或是产生抑郁等情况。如果人长期处于这种状态中，必然会导致人的机体平衡被打破，这就是亚健康。

亚健康状态有多种表现，整体上来看主要表现为两种：一种是身体方面的亚健康；另一种是心理方面的亚健康。从身体亚健康来看，主要表现为浑身无力、头昏脑涨、腰酸腿软等；从心理方面的亚健康来看，主要表现为情绪低落、对现实生活有厌倦情绪、不喜欢与人交流，并且一直消沉。心理亚健康状态在大部分情况下是由于工作压力较大或家庭压力较大所致。通常情况下，处于心理亚健康状态的人在情绪方面往往较为低落，有时会产生焦躁不安的情绪，一些亚健康较为严重的人还会出现难以集中注意力、多动及记忆力衰退等方面的问题。因此，亚健康对人的身心健康来说是一种十分严重的负面状态。

音乐可以帮助处于亚健康状态的人恢复到健康状态，所以音乐对处于亚健康状态的人具有调节作用，主要原因在于音乐可以帮助处于亚健康状态的人逐渐排解自身的负面情绪，产生积极情绪，对其身心产生正面影响的同时，进而在心理和生理两个层面上对人的亚健康状态进行调节。在一次相关试验中，研究人员让受试者躺在床上，并且引导受试者进入全身放松的状态，然后播放音乐，引导受试者在音乐的播放过程中进行联想和想象。试验结束之后，受试者表示自己在欣赏音乐的过程中能够忘却生活中存在的烦恼和压力，从而使自身情绪稳定和放松。所以，音乐能够使亚健康状态的人血液循环更为流畅，继续达到平衡。无论是在形体还是在精神层面，音乐都能够给予帮助。比如五行音乐对情绪低落的人可以产生积极作用，甚至可以调节人的各种心理症状。

在身体亚健康的调节方面，音乐能够使人体的器官、关节及其他方面的活性得到提升，从而改善这些方面的活动能力，进而在无形之中增强人体的免疫能力。除此之外，音乐还能够帮助人体对自身的腺体功能进行调节，促使腺体长期保持正常运行。

（三）音乐对病人的治疗功能

从当前实际情况来看，我国在音乐治疗方面已经取得了一定成就，有很多音乐治疗方式已经应用到疾病治疗方面。在心理疾病治疗方面，音乐治疗方法能够帮助病人排解内心存在的不良情绪，并且可以帮助病人以更为积极的态度面对疾病带给自己的影响，如抑郁症的治疗。相较于其他形式，人们在聆听音乐的过程中充分表达自身的情感，并通过音乐发现自身的不良情绪，所以音乐在调节人身心方面发挥着积极作用。比如音乐能够使人的心脑血管系统活力得到增强，还可以舒展人的血管，降低人的紧张程度，也可以使人体的供血恢复到正常状态。在消化系统方面，人们在聆听音乐的过程中自身的肠胃蠕动可以得到加强，同时胃液分泌会增加，从而帮助人更好地进行消化，促使病人食欲水平得到一定程度的提高。从呼吸方面来看，在音乐的支撑下，人的呼吸系统能够得到一定程度的调节。对病人来说，在聆听音乐的过程中，病人的呼吸会更加平稳和舒畅。

音乐还能够使人体腺体分泌能力得到增强，促使人体内分泌功能正常化。音乐的振波可以使人的身体细胞产生共振，增强血液细胞的运行速度，进而促进人体腺体分泌能力得到加强。音乐对病人还可以起到镇痛的作用，比如可以降低女性在分娩过程中所产生的疼痛。再比如在手术过程中，通过音乐可以提升药物的麻醉作用，甚至在一些情况下可以替代麻醉药物。音乐还会对人的神经系统产生刺激作用，提升人的记忆能力，并且缓解人们在面对各种问题或在复杂的环境下所产生的紧张情绪。

从上述内容可以看出，音乐对疾病具有辅助治疗的作用。从生理角度来看，旋律优美、节奏舒缓的音乐可以使病人在呼吸循环及运动等方面更具节奏感。柔和及优美的音乐则能够使患有心脑血管疾病的病人血管得到舒张，紧张情绪得到调节，从而使病人保持脉搏的稳定，调节病人的心脑供血量。在欣赏音乐的过程中，如果病人的听觉器官所感受到的音乐节奏与人体的内在节奏实现和谐统一，那么人体就会产生一种愉悦的情绪，这样能够使病人的各器官产生更强的调节能力，从而对病人恢复健康产生积极作用。

随着年龄的增长，人机体的各个脏腑功能会不断减弱，最终进入衰老状态。比如老年人，随着各个脏腑功能的减弱往往会出现力不从心的现象，并且在这种现象的影响下，老年人对生活的兴趣也会不断消退。而音乐作为一种浅显易懂的艺术形式，对思维不够活跃的老年人来说，能够起到积极的调理作用，因此音乐在提升老年人身心健康水平方面有较好的效果。众所周知，节奏性运动对治疗老年人的肌肉萎缩及关节衰退等疾病有较好的效果，而音乐能够带动运动，即老年人在音乐的作用下进行运动时，音乐会转移老年人的注意力，使老年人身心得到舒展和放松。如果老年人在进行这些运动的过程中伴有节奏性的音乐，老年人就不易感到疲劳，还可以使老年人心情更加舒畅。比如目前十分流行的广场舞音乐，这些音乐节奏平稳、旋律流畅轻快，对老年人身体协调性的发展具有积极作用。

音乐治疗是心理治疗中的重要组成部分。音乐治疗能够对病人的情绪产生调节作用，使病人的人格更加健康，所以音乐治疗的理论建设在心理治疗方面具有重要作用。相较于传统意义上的心理治疗，音乐治疗最大的特点在于并不会使个人意识发生转变，而是基于情绪进行有效调节。尽管音乐无法做到完美无瑕，但是可以对需要治疗的病人产生积极影响。比如音乐可以在人心理层面产生深刻的影响，甚至在某些情况下一首歌曲可以影响一个人的一生，有时一首歌曲也可以震撼一个人的心灵，这就是音乐的魅力和疗效。音乐这些作用的产生和人体细胞的结构紧密相关，如果音乐节奏和人体细胞运动的节奏一致，人就会产生舒畅的感觉。

从19世纪开始，欧洲的部分医生就已经发现尽管一些精神病患者对很多刺激不会产生反应，但是会对音乐产生反应。在20世纪初期，西方各个国家在各种残障机构中引入了音乐教育，以此来解决特殊人群及幼儿的身心问题，并且获得了较好的效果。目前，音乐治疗已经成为一门独立学科，无论是在西方世界还是在东方世界都处于快速发展中，广泛应用于各种疾病的干预和治疗。比如在微整形过程中，为了保障微整形的最终效果，往往采用局部麻醉和音乐疗法同时进行，通过舒缓柔和的音乐让客户在整形的过程中保持放松，在浅睡中最终完成整形。再比如在女性分娩过程中，可以通过音乐转移女性的注意力，从而减轻女性在分娩时所产生的疼痛感。除此之外，牙科医生在治疗过程中也会通过播放音乐的方式来安抚病人，甚至在一些情况下可以通过音乐消除一些治疗所产生的副作用。从神经角度来看，音乐治疗能够有效缓解精神类疾病。在当前阶段，音乐作为辅助治疗手段，已经广泛应用于精神疾病的治疗中，并且获得了良好效果。

二、音乐对不同年龄段人群的影响

（一）音乐对婴幼儿智力的影响

美国相关研究显示，人体大脑所形成的关于学习的各方面内容，都可以在婴幼儿阶段通过古典音乐进行启发。比如，1998年，美国佛罗里达州就通过相关法案，要求幼儿园在每天都播放古典音乐，并且时长需要在半个小时以上。还有相关数据显示，古典音乐相较于一般音乐在创作方面十分考究，无论是旋律还是节奏都会对婴幼儿的大脑发育产生积极影响。所以，音乐在促进婴幼儿产生良好认知方面表现出了较好的效果。

多听古典名家的音乐作品能够使婴幼儿具有更强的创造性和理性思维，同时也能够使婴幼儿拥有更强的认知能力，从而使婴幼儿智力得到有效提升。在婴幼儿语言能力发展方面，音乐也可以使婴幼儿在这一过程中获得益处，因为音乐本身的节奏及音调能够对婴幼儿的语言表达能力进行强化。但需要注意的是，并不是所有的古典音乐作品都适合启发婴幼儿思维，而是其中一些相对安静的音乐作品具有这一方面的功能。如果音乐作品欢快动听，并且歌词简单易懂，旋律优美，朗朗上口，那么就能够使婴幼儿在感受的过程中跟随歌唱，这样不仅能够锻炼婴幼儿的语言能力，还可以激发婴幼儿的想象力，从而促使婴幼儿的智力得到提升。

（二）音乐可以帮助青少年缓解焦虑

在现代神经生物领域，一些专家学者曾经提出音乐可以改善神经结构，特别是能够改善人体大脑皮质神经结构的观点。不同类型的乐器会对人体的器官产生不同影响，在乐器演奏过程中速度的快慢及旋律的不同也能够使人产生不同的情绪，从而可以对人的情绪进行调节，进而达到缓解情绪或是镇痛等效果。

在当前的学校教育中，多以提升学生的考试分数为主，尚处于应试教育阶段，这导致学生产生了较大的精神压力，而这种精神压力必然会对学生的身心健康产生影响。对于学生所产生的精神压力，甚至心理健康等方面的问题，可以通过音乐治疗方法进行调节。比如，可以挑选曲调欢快、节奏明快的音乐对学生的精神压力及心理问题进行调节。例如《金蛇狂舞》等一类的欢快歌曲，或是较为欢快的现代流行歌曲等，都可以帮助学生缓解自身压力和排解不良情绪。面对一些压力过大甚至已产生紧张、恐惧情绪的学生时，可以选择一些旋律清新自然、情调舒缓悠然的音乐来进行调节，如小提琴乐曲《平湖秋月》等，这些音乐能够帮助学生缓解紧张情绪，使学生的身心得到放松。

音乐是一种流动性艺术，动听的音乐可以在校园中创造出一种独特的氛围，还可以通过节奏以及旋律为学生营造出一种难以言表的美学意象。音乐可以使学生在内心深处产生一定变化，还可以激发学生的内心欲望，从而促使学生在此基础上产生多种情绪特征。学生正处于成长阶段，会受到生理因素的影响，在情绪上会产生较大的波动，这种波动会导致学生情绪不够稳定，由于学生不善于对自身的情绪进行调节，因此会产生不同类型的情绪，严重时甚至会产生自虐或自杀的心理疾病，此时就需要通过音乐来帮助学生缓解焦虑情绪和排解心理压力。

学生之所以会产生焦虑情绪，原因是多方面的。其中最为主要的原因是学生需要面对过大的学习压力，同时还需要面对人际关系处理方面的压力，这些都会导致学生产生紧张情绪或焦虑情绪。所以学校在开展心理健康教育的过程中可以通过音乐的形式来引导学生，鼓励学生进行积极的自我表达。学生通过音乐可以完成对自身情绪的呈现，以及攻克自身的心理障碍。另外，通过音乐还可以增强学生的集体意识。比如在集体性的合唱活动中，学生能够通过集体的歌唱来排解自己的焦虑情绪。一些学者指出，音乐能够对个人的社交能力产生校正作用，还可以帮助人消解自己的焦虑情绪，从而使个体敞开内心，积极地与他人进行交流沟通。

在音乐集体活动中，除了合唱这种形式以外，还有其他形式的活动，比如家庭聚会唱歌等，这些集体活动可以增强青少年和家庭之间的交流沟通，从而帮助学生建立与他人良好和亲密的合作关系，能与他人的交流沟通中敞开心扉，畅所欲言，进而为自己创造出一个建立在良好人际关系基础上的社会环境。另外，音乐集体活动可以为学生提供一个相互了解和相互熟悉的平台，在此平台上学生和他人之间还可以进行更为深入的交流，从而帮助学生排解自己在学习过程中所产生的压力及不良情绪。音乐集体活动还可以使学生的精力更为集中，帮助学生缓解压力和排解焦虑情绪，因此音乐可以直接有效地帮助学生缓解心理压力和排解不良情绪。

（三）音乐对老年人孤独感的调节作用

孤独是人在内心中所形成的隔离状态，在日常生活中，如果一个人认为自己被他人疏远甚至抛弃，或产生不被他人接受的感觉，那么这个人必然会产生孤独感。较强的孤独感在大部分情况下主要存在于老年人群体。比如上海就针对老年人的孤独感进行了实际调查，其中年龄处于60岁到70岁的老年人产生孤独感的人数占总数的30%，而独居老年人患病的概率更高，是正常老年人患病概率的2倍。基于此，如何有效排解老年人孤独感成为一个迫切需要解决的问题。

老年人孤独感形成的原因是多方面的。从目前实际情况来看，我国社会已经进入老龄化阶段，而老年人的子女由于工作压力不断增加而无法留在老年人身边，从而导致老年人没有沟通对象，因此大部分老年人在退休之后，不再参与社会活动。除此之外，无子女、行动能力差、与他人往来较少、丧偶等也是导致老年人产生孤独感的重要原因。老年人自身是否拥有良好的生理状态，会对老年人的身体健康产生重要影响。所以为了使老年人拥有良好心理状态，我们应该积极借助音乐，充分结合老年人的心理特点，组织老年人多参加一些户外音乐活动，使老年人保持良好的心理状态，从而提升老年人的身体健康状况。

第四章　音乐治疗的不同流派和原理机制

　　临床实践证明，如果音乐本身速度缓慢，节奏较为稳定，并且其中存在较多的重复旋律，往往就能够使人得到放松，在面对特殊病人时，这种形式的音乐就能够产生更好的效果。音乐可以作为一种舒缓的刺激，使病人情绪稳定，甚至在一些情况下可以改变病人的暴力行为。

　　有学者认为音乐会刺激人的大脑，其节奏会对人产生影响。音乐旋律会通过大脑所产生的刺激在人体各个器官中传导，使人体在音乐旋律的引导下与音乐旋律产生共振，进而使人体产生一定程度的律动。也有学者认为在音乐的刺激下，人的身体会产生一定的生理反应，同时人的意识状态也会随之改变，从而使人的生理状态得到改变。通常情况下，在音乐的刺激下人的状态会更为放松，比如人的呼吸频率会降低，或肌肉的紧张程度会降低等。从心理方面来看，人能够在音乐的引导下产生不同的情绪或情感，并在生理和心理方面产生协同一致的效果，同时也会影响人体神经系统发生变化，甚至在一些情况下音乐还会刺激人体的深层记忆。从临床方面来看，音乐能够对患有冠状动脉疾病患者的心血管功能产生积极影响，既可以使患者在进行手术前的生理状态和情绪状态得到有效改善，也可以使病人实现情绪放松，减轻焦虑感。

　　因此，音乐对人的情绪及行为会产生一定的影响，并且通过不同的音乐治疗能够产生不同的治疗效果。比如一些音乐治疗专家在通过实践研究之后发现，同样是音乐治疗，主动参与音乐治疗和被动参与音乐治疗的参与者会产生不同的反应，即音乐治疗最终产生的结果会存在一定差异。相关调查结果显示，在音乐治疗中，对于人自身情绪受到负面影响这一方面，群体性音乐治疗能够产生更好的效果，使人将自己的负面情绪转化为克己情绪，从而产生更好的效果。

第一节　音乐治疗的不同流派

根据音乐治疗师在临床中所秉持的观念，或根据患者的治疗最终目标，可以将音乐治疗分为不同的治疗流派。从目前实际情况来看，在音乐治疗中主要存在精神动力学派、自由即兴演奏音乐治疗和行为主义音乐疗法。但需要指出的是，无论是哪种流派的音乐治疗师还是何种形式的音乐治疗，都存在一个共同特点，那就是必须借助音乐手段来帮助患者实现恢复健康的目标。一些学者指出，音乐能够对人的身体产生积极影响并不是在现在才被发现的，而是在古代就已经存在，并且在古代已经有很多医生通过音乐治疗的方法治愈了患者的疾病。

一、精神动力学派的音乐治疗

从目前来看，在精神动力学派的音乐治疗中，最常使用的概念主要包括：潜意识、移情和反移情、防御与阻抗、语言引发内省、节制、症状来源等。其中，潜意识这一概念从本质上来看指的是通过过去对现在产生积极影响的概念；移情和反移情的基本依据是心理动力，即在实际进行音乐治疗的过程中主要以患者潜意识中和音乐治疗师之间的关系为基础进行治疗；防御与阻抗这一概念指的是在治疗过程中病人本身想要通过各种方式来促使自身得到改变，但是在这一过程中受到不同方面产生影响所形成了限制，而音乐治疗师的作用就是在音乐治疗过程中帮助病人通过各种方式突破这些限制，从而达到治疗的效果；语言引发内省从本质上来看是一种心理暗示，即在治疗过程中通过暗示的方式帮助病人对自身有更为深入的了解，从而促使病人能够产生积极情绪；节制主要指的是音乐治疗师必须在音乐治疗渐进性的过程中保持中立立场，而不是站在病人的立场，这样会促使病人在治疗过程中所提出的一些不合理要求能够被有效拒绝，从而获得更好的治疗效果；症状来源这一概念是精神分析中的一个常用概念，音乐治疗师在治疗过程中无论相信哪种理论，在对病人进行音乐治疗的过程中都会受到影响，从而影响到最终的治疗效果。

在所有音乐治疗方法中，心理动力音乐治疗方法是一种在音乐治疗中应用时间较短的方法之一。在该方法发展过程中，Florence Tyson是最早研究并使用这种方法的人。在Florence Tyson对这种音乐治疗方法进行研究并且应用之后，其他音乐治疗师也开始在音乐治疗过程中使用相关的理论以及相应的方法。在此过程中，对于这种音乐治疗方法所获得的成果最为突出的是Mary Priestley，她在对心理动力音乐治疗方法进行研究并且应用实践后，编写了《行动中的音乐治疗》一书。正因为这本书，心理动力音乐治疗方法在短时间内受到了音乐治疗领域的关注。在心理动力音乐治疗发展过程中出现了各种新的理论。比如，精神分析音乐治疗理论，在该理论被提出后获得了很多音乐治疗师的认可，并且这些音乐治疗师在实际治疗过程中充分应用了这种理论。在发展过程中，该理论在大量应用的过程中逐渐进入欧洲大部分地区以及美洲地区，并且成为这些地区音乐治疗领域的重要理论之一。

Mary Priestley曾经指出，自己所提出的关于心理动力音乐治疗的模式在本质上是一种即兴演奏模式，是一种在音乐和语言引导基础上激发病人的潜意识，从而促使病人向积极方向发展的音乐治疗方法。同时，Mary Priestley还指出，在音乐治疗的过程中，音乐治疗师对病人的治疗主要是建立在移情和反移情上的，只有这样才能够获得好的治疗效果。从Mary Priestley所提出的理论可以看出，这种音乐治疗理论建立在客体关系基础上，但是其本身反复强调自己所提出的这一理论和原有的客体关系理论有较大区别。Mary Priestley指出精神分析音乐治疗从精神分析流派中诞生，但是相较于精神分析又有较大不同。两者之间除了音乐治疗师和病人之间的语言探讨存在一定区别之外，病人和音乐治疗师在音乐交流方面也存在一定区别。具体来看，在音乐治疗中音乐治疗师所扮演的角色更加主动，即音乐治疗师可以在对病人进行治疗的过程中以更加主动的状态或方法对病人潜意识中的思想情感进行分析，这一方面和精神分析师在与病人的关系中所扮演的被动角色存在区别。正是这种主动性促使音乐治疗师在音乐治疗活动中有更为广阔的发挥空间，主要原因在于音乐治疗师所进行的主动分析是一种围绕病人本身无意识的思想情感表达所进行的分析，所以发挥空间更为广泛，并且能够产生更好的分析效果。比如，在音乐治疗过程中，如果音乐治疗师和病人共同演奏某一首乐曲或是共同弹奏某一种乐器，对于病人而言不仅是一种基于共享的感受和体验，同时在此过程中音乐治疗师与病人也能拉近距离、建立联系，从而满足病人在情感方面的需求。与精神分析中的节制原则相比较，精神分析音乐治疗模式中的音乐更加自由与开放，所以在治疗过程中会获得更好的治疗效果。除此之外，Mary Priestley还强调了在精神分析音乐治疗中，语言关系和音乐关系之间存在较大区别，她认为在音乐中能够促使治疗师和病人更加亲近，所以病人在与治疗师接触过程中会更加袒露自己的情感和思想。同时，治疗师和病人会在音乐中共同创造一个新的事物并且共同进行聆听。Mary Priestley指出，在音乐治疗师的即兴演奏过程中，音乐治疗师本身需要通过音乐向病人传递自己的人格或是一种亲近信息，这样才能够促使音乐治疗更为有效。

弗洛伊德曾指出，对任何一位精神分析师而言都必须做到一点，具体为精神分析师本身在对他人进行精神分析之前，首先需要对自身进行深入分析，以此来保障自己在对他人进行精神分析治疗的过程中可以充分感受他人的内心情绪。弗洛伊德还强调，精神分析师必须进行自我分析这一方面的训练，只有经过这一方面的训练才可以进入精神分析治疗领域中从事相关工作。除了弗洛伊德以外，Mary Priestley也强调了音乐治疗师需要进行自我训练，这是音乐治疗师可以从事音乐治疗工作的重要保障和基本要求。同时，Mary Priestley所提出的音乐治疗模式中，在这一方面的训练主要包含两个阶段：第一，音乐治疗师本身需要有相关的资深音乐治疗师进行引导，并且需要实际参与资深音乐治疗师所进行的音乐治疗过程，这样能使治疗师在音乐治疗过程中发现及感受自己的精神世界，从而对自身有更为深入的了解。具体为音乐治疗师需要在自身实际体验的基础上进行深入学习。第二，音乐治疗师需要与自己的老师或其他音乐治疗师通过小组形式扮演治疗师或病人的角色，以此来感受不同角色的实际情况，同时老师在其中作为监督者对治疗师进行指导。

二、自由即兴演奏音乐治疗

相较于Mary Priestley提出的理论，Alxin所提出的自由即兴演奏音乐治疗模式使用了心理动力音乐治疗中的一些概念及方式，但是在治疗关系方面涉及较少。Alxin认为不同的音乐能够激发和表现人本身的原始本能，甚至可以促使人在音乐的引导下对自身存在的原始本能进行释放，因此他认为可以通过音乐对人的情绪进行有效控制，帮助人对自身情绪进行控制或是发泄。Alxin还认为，通过音乐可以在治疗对象的内心深处形成一种状态，并且这种状态可以帮助治疗对象在音乐的引导下对自身内心所存在的问题有更为清晰的认知，或是帮助病人回顾自身内心存在的问题，并且积极面对这些问题。在音乐治疗过程中，通过音乐可以在现实与非现实之间实现联通，对于困在自身内心世界的病人而言，这是一个回到现实世界的重要桥梁。

自由即兴演奏音乐治疗模式十分自由，因为音乐治疗师会给予病人完全的自由来进行即兴演奏，不仅没有规则的限制，也没有主题方面的限制，在其他方面也基本自由。Alxin把这一模式中所使用的方法分为三种，具体包括临床、再创造以及教育，并且指出临床音乐治疗应该强调音乐治疗师本身的成长，这样才能够更好地与病人建立联系，从而促使音乐治疗获得更好成效。即兴演奏是音乐治疗的重要方式之一，主要包括聆听、表演及肢体活动等方面的内容，在通常情况下是在充分结合音乐选择的基础上进行即兴演奏。另外，在治疗过程中，演奏的乐器也会对治疗效果产生重要影响，因为演奏乐器不仅能够为整个音乐治疗过程提供数据基础，而且在音乐治疗师和病人关系中同样发挥着重要的动力功能。

三、行为主义音乐疗法

在过去的几十年时间里，行为主义音乐疗法发展迅速，并且在此过程中逐渐发展出不同的治疗方法以及丰富的治疗技术，同时在此基础上还形成了相应的方法学。从当前实际情况来看，在行为主义音乐治疗中包含着十分丰富的治疗内容，但需要指出的是，这些治疗内容基本建立在4个原则的基础上。行为主义音乐疗法治疗干预的4个原则具体为：第一，音乐治疗师确定治疗目标，并且在治疗的过程中根据治疗对象的反应以及其他方面情况的变化来选择合适的治疗方法。音乐治疗师对治疗对象在治疗过程中所形成的各种行为进行观察并且进行相关计算，然后将治疗对象所产生的行为或思想情感作为一种观察指标。虽然从实际情况来看，任何人在某个训练过程或其他活动过程中都会产生一些行为或思想情感，但在行为主义音乐疗法中是否认为这些行为或思想情感能够成为有效指标，往往是通过在进行治疗的过程中的实际观察确定的，即在行为主义音乐治疗方法中只承认以观察为基础所获得的情感或认知。第二，在行为主义音乐疗法中，如果某一特定行为被锁定，那么在实际治疗过程中就需要对这一被锁定的行为进行观察，同时在观察的基础上对这一行为所产生的次数或是发生的频率进行记录。需要注意的是，在这一过程中必须保障整个过程是在对该行为进行干预之前完成的。因为只有被锁定的行为在被实际干预前完成，才能够保障音乐治疗的干预所产生的效果得以确定，并且这一过程能够成为后续治疗文件记录的组成部分。第三，在行为主义音乐治疗过程中会使用奖励的方式进行治疗，因为通过奖励可以促使治疗对象在被治疗的过程中有更多动力，并且能够对治疗对象的内心世界产生积极影响。具体来看，在治疗对象本身坏的行为被矫正或是治疗对象好的行为建立起来前，音乐治疗师需要建立有选择和有目的的奖励，这样能够加速治疗对象坏的行为矫正以及好的行为建立。第四，在对治疗对象进行干预后，需要在直接观察治疗对象或是在对治疗对象进行测评后，对最终的治疗结果进行评价。通常情况下，如果发现治疗对象达到了某一特定标准，比如自我保持独立等，音乐治疗就可以结束。

与其他音乐治疗方式比较，行为主义音乐治疗方法最明显的特点是在治疗过程中，音乐治疗师会充分考量治疗过程中治疗对象存在的紧张感或是不适感，从而缓解治疗对象的这些感觉，因此行为主义音乐治疗使用的所有方法及技术都基于这种考虑进行选择。

行为主义音乐疗法在20世纪60年代进入新的发展阶段，其中最重要的表现是在音乐治疗领域开始不断出现关于行为主义音乐治疗原理的各种文献，并且在短时间内发展成为美国音乐治疗领域的主流原理。从目前来看，在音乐治疗领域最普遍的行为主义音乐治疗方法是认知行为疗法。该方法在我国音乐治疗领域也有所应用，并且有不少学者已经对这一方法展开了更为深入的研究。比如学者高新华等人曾在这一原理指导下治疗精神分裂症患者，取得了不错的效果，证明了认知行为疗法能够有效地改善精神分裂症患者的病症。

（一）操作性反应的方法技术

操作性反应的方法技术从本质上来看是一种帮助治疗对象建立新行为模式的方法技术，或是帮助治疗对象在新环境中基于自身原有条件产生合理行为反应的方法技术。在此过程中，如果治疗对象产生了新的行为或是原有不合理行为得到改善，此时就需要对治疗对象进行进一步强化与反馈。具体来看，该方法技术的治疗过程主要包含分析、提示、消退、无误学习、连锁化、塑造、逐次渐进及演示。

在音乐治疗过程中，如果期待性行为已经产生，就必须进一步强化这种期待性行为。在这一过程中，可以通过物质奖励或精神方面的奖励，如社会认同等给予被治疗者肯定，这样能够促使被治疗者这一行为反应再次出现的概率得到提升。在这一过程中所使用的技术主要包含契约、反射强化、奖励等。需要注意的是，在这一过程中，所需要使用到的所有强化物都必须充分结合音乐或必须以音乐为主导，同时还需要保障这些强化物能够通过音乐的呈现方式传递给治疗对象。正常情况下，行为主义音乐治疗中音乐的呈现方式主要包含四种：第一种是即时强化；第二种是间隔强化；第三种是随机强化；第四种是组合强化。

在音乐奖励方面，很多学者已经进行了深入研究，比如一些学者对音乐作为强化物的最终效果进行深入分析，最终得出音乐是一种良好的强化物这种结果。在该学者的研究中，对非音乐强化物所产生的效果进行了深入研究，最终得出只有极少数非音乐强化物可以产生效果。除此之外，最终的研究结果还显示音乐强化物对人所产生的积极影响甚至超过了学校教育中经常使用的社会性强化物所产生的效果。

经过音乐治疗干预促使治疗对象产生期待性行为之后，还需要对治疗对象所产生的期待性行为进行深入考量，思考如何能够帮助治疗对象的这种期待性行为可以在其他场所或非治疗环境中得以延续，即在其他环境中治疗对象也可以产生这种期待性行为。在这一方面，很多学者进行了深入研究。有的学者常常会把音乐作为强化物来使用，也就是用音乐改变被治疗者的行为。当音乐作为强化物时可以满足大多数的需求，这在行为主义音乐治疗过程中发挥了重要作用。从当前的相关研究中可以看出，很多学者在对音乐治疗进行研究的过程中往往会在将物质奖励和精神奖励进行结合的基础上对治疗对象进行音乐治疗，并且认为通过这样的治疗方式可以提升音乐治疗的效果，特别是对那些在生理方面存在残疾的病人而言会获得更为明显的效果。比如学者 Dorow 曾对存在智力发展障碍的儿童进行深入研究，并且对这名儿童进行了相应治疗，最后得出音乐奖励所获得的效果更加明显。除了该学者以外，其他学者也进行了相关研究，并且在这些研究过程中充分使用了音乐奖励，最终得出的结果是音乐奖励所获得的效果更好。

通常情况下，如果个体在日常生活中产生了不合理的行为，往往是通过惩罚的方式来对个体的不合理行为进行矫正。虽然这种惩罚方式能够在短时间内促使该个体认识到自己的行为不合理，并且能够促使个体在短时间内改正自己存在的不合理行为，但是在此过程中的惩罚行为往往会对个体本身的自尊心产生损害。严重时，这种对自尊心的损害还会导致惩罚效果弱化。同时，一般情况下，这样的弱化效果会随着惩罚的结束而逐渐消失，从而影响最终的矫正效果。另外，在对个体进行惩罚的过程中往往会和以人为本的理念产生冲突，甚至在一些情况下会与相关法律法规产生矛盾。所以在音乐治疗过程中，需要弱化一些我们不期待或是不主张的行为，比如差别强化、解除愉悦刺激以及矫枉过正等。行为主义音乐疗法可以基于其他的方法、技术来弱化一些我们不主张或不提倡的行为。尽管这些方法在弱化一个人不恰当的行为方面相较于惩罚方式速度较慢，但是这些方法的好处在于：第一，能够更好地保护人的尊严以及自尊心，并且能够避免人产生逆反情绪或者对立情绪；第二，在使用这种方法的过程中能够促使人通过学习形成新的行为，从而取代原来的行为。行为主义音乐治疗方法往往是通过音乐对治疗对象的不当行为进行弱化，比如学生在上课过程中随意谈话时就可以停止播放音乐，这样能够有效纠正学生随意谈话的行为。

（二）认知行为技术

认知行为技术是一种在治疗过程中将行为技术和认知技术进行结合使用的技术，该技术相较于其他技术而言，最突出的特点是改变音乐治疗中的相关认知。一般来说，在心理咨询的过程中，心理咨询师面对的并不是病人内心所产生的某一种问题，而是病人在实际生活中经常会出现的问题。所以在认知行为技术方法中，主要的前提假设是：病人本身所产生的各种不当行为或心理问题都是在某种方式的支撑下产生的，并且在这种方式的推动下长期保持，因此在结合这种方式的前提下，充分结合病人本身的行为模式以及心理特点来给予相对应的治疗方案，促使病人能够在自己原有方式的支撑下改变不合理行为以及改善心理问题。与此同时，在这一过程中治疗对象不需要在对自身原有的不当行为或心理问题进行理解的基础上，改变自己的行为或改善自己的心理问题。

认知行为技术的主要方法有系统脱敏法、思维停止法、角色扮演法、认知重建法、问题解决法、愤怒管理法、行为激活法、自信心训练法。这些方法能够有效缓解治疗对象的紧张情绪，主要原因在于通过这些方法能够帮助治疗对象在较短时间内解决自身存在的问题，从而促使治疗对象在治疗过程中只需要付出较少的费用就可以完成治疗。因此，上述这些方法十分适合治疗存在焦虑性情绪的人，比如存在有强迫行为的人群等，同时该方法还广泛应用于治疗抑郁症等。认知行为技术和音乐配合，对缓解紧张感以及提升治疗疗效能够发挥出良好作用。

学者Ashida曾经在治疗老年病的过程中，以熟悉的音乐作为催化剂对患有阿尔茨海默病的人进行治疗，患有阿尔茨海默病的人在听到自己所熟悉的歌曲时，他们的情绪明显出现了好转，并且抑郁症状也得到减轻。学者Hendricks在对认知行为技术进行研究的过程中，使用了基于该方法的音乐治疗来缓解青少年的抑郁症状，最终结果显示基于认知行为的音乐治疗方法相较于没有音乐参与的认知行为治疗方法有更好的效果。所以他认为，通过音乐治疗能使青少年产生良好反应，并且指出之所以青少年在音乐治疗过程中出现明显好转，是因为音乐对于青少年而言是其日常学习、生活中不可分割的部分。日本护理学院的一些研究者曾经通过三个方面对音乐疗法在阿尔茨海默病这一疾病治疗中所产生的效果进行了分析与评价。在试验进行过程中，研究人员共选择了25首歌曲，每周聆听两次，每次时间一个小时，三个月之后，发现患有阿尔茨海默病的病人在紧张、免疫以及行为三个方面都有所好转。

通过音乐进行放松，并且在训练过程中通过音乐进行各种活动能使治疗对象的焦虑情绪得到缓解，从而消除治疗对象由于其本身紧张情绪给治疗过程带来的各种阻碍。学者Presner曾经展示了在通过手术治疗烧伤病人的过程中，使用音乐明显降低了病人所产生的疼痛。在这一过程中，工作人员播放了病人所喜欢的音乐，并且配合肌肉放松方法，使病人将自身的注意力从手术转移到音乐方面，最终降低了手术过程中的痛苦。Reilly曾经在进行白内障手术的过程中播放了较为舒缓的音乐，在音乐的引导下病人的血压明显降低。Lasswell在对遭受虐待的女性睡眠质量进行改善的过程中应用了音乐治疗方法，在治疗过程中发现，所有受过虐待的女性长时间处于焦虑状态中，而正是由于这种焦虑情绪的影响使她们的睡眠质量较差，从而导致这部分女性在日常生活中无法正常解决各种生活问题。在通过音乐辅助治疗之后，不仅改善了这些女性的睡眠质量，而且在一定程度上强化了这些女性应对问题的能力。Hilliard介绍了一种通过认知行为音乐治疗治疗患有厌食症病人的案例。在治疗过程中，治疗师通过音乐消除厌食症患者因为减肥所产生的紧张感，并且通过音乐帮助患者对自身肥胖有了新的认识，改正了其原本存在的错误认知，最后有效缓解了患者的厌食症状。Jones曾经使用创作歌曲以及创作歌词的方法对吸毒人员进行了干预治疗，明显改变了吸毒人员的情绪状态。

认知行为音乐治疗方法除了应用在上述领域以外，还被应用在教师职业枯竭方面，也被应用在灾难创伤幸存者愤怒管理和自信心方面。比如一些医院会使用即兴演奏鼓的方法来帮助那些因为自然灾害、虐待，以及家庭暴力而受到伤害的受害者进行恢复。

第二节 音乐治疗的原理机制

一、音乐治疗生理机制

不同的音乐会对人的生理产生不同刺激，从而促使人产生不同的生理反应，比如心跳加快、内分泌增强、体内生化物质分泌增多。音乐的节奏不仅会对人身体的生理节奏产生影响，同时能影响人的行为节奏，譬如在听音乐的过程中，人的呼吸频率以及心跳会产生变化。同时，音乐治疗方法可以在人听音乐的过程中或在演奏乐器的过程中刺激人产生不同的感受，从而对人的身心健康产生影响。比如一些学者在音乐对青少年心跳方面的影响进行了深入研究，最终得出音乐可以对青少年的心跳产生影响。在相关研究中，研究人员对身体健康的青少年进行了心电图方面的测试，具体为研究人员向青少年播放了相对轻松的音乐，并且观察和测试了青少年心跳频率的实际情况。最终得出的结果证明，青少年在轻松音乐的影响下，心跳频率有所下降，同时心跳的波动幅度也有所改变。这一研究结果为后来冠心病的治疗提供了一定参考。

音乐之所以能够在疾病治疗过程中产生作用，主要是音乐可以通过能量转换机制作用到人的身体，比如音乐可以通过声波形式对人的大脑产生影响。在这一过程中，音乐所产生的声波是一种高质量的能量，在对人体进行作用的过程中可以转化为人体内的生物能，而这种生物能可以促使人身体内存在的潜在能量得到激发。在一些研究中发现，在日常生活中如果可以连续聆听半小时以上的音乐，就能够获得相当于10毫升镇静剂的效果。主要原因是人在聆听音乐的过程中能在音乐节奏的带动下对自身的呼吸、血液以及内分泌等进行调节。同时，人在聆听音乐的过程中，注意力会集中到音乐上，此时人的精神状态会得到改善，所以能产生镇静或镇痛的功效。在2005年，我国山东省济南市精神病医院的马龙等人研究了音乐治疗对Ⅱ型精神分裂症患者所产生的影响。在此次试验过程中，研究人员通过音乐治疗方法对相关患者进行了治疗，整个过程持续6周，并且选择30名相同疾病的病人进行对照。最终结果显示，病人在音乐治疗后的血清催乳素水平得到了明显提升，这表明音乐治疗对精神病症状的改善有明显作用。

（一）神经系统机制

人的大脑中有可以控制各种音乐活动的神经中枢。人在听音乐的过程中，音乐能够对这一神经中枢产生刺激，从而使这一神经中枢的整体活动水平得到增强或降低，这样就会对人体的其他系统产生影响，比如人体的内脏系统、内分泌系统以及注意力等方面发生联系和影响。同时，音乐也能对人体的神经细胞产生刺激，促使神经细胞对内分泌系统发出指令，刺激内分泌系统分泌出更多可以促进人体健康的激素或其他物质，从而产生镇静、镇痛、增强机体免疫功能、提升新陈代谢、加快血液循环等作用。在欣赏音乐的过程中，无论是音乐声调的高低、音色的变化，还是音乐力度的变化都可以促使人体产生相应的反应，并且这种刺激不需要通过大脑加工来实现。从目前情况来看，已经有相关研究人员证明了音乐会对人的心率、呼吸以及皮肤等方面的指标产生影响。比如应晓薇在2006年通过临床研究，证实了音乐对人体的主要影响是影响人本身的高级神经活动，从而实现对人情绪的调节或催眠。

人如果处于压力环境中，为促进大脑边缘系统持续进行活动，就可以利用音乐对人的运动系统、神经系统、大脑皮质功能等方面进行调节，从而促进人的身心健康。正是由于这样的原因，对个体进行治疗时，多会使用音乐疗法。

（二）全脑激活机制

音乐是一种具有能量的声波，具有开发人体内的潜能以及对左右大脑进行调节的功能。人的右脑主要负责感情等形象思维，能够完成音乐、情感等方面的工作，所以也被称为音乐脑，并且右脑和创造性思维紧密关联。在日常生活中，如果个体经常使用左脑而右脑功能得不到充分利用，那么就会导致个体左右脑的平衡被打破，出现失调现象。音乐活动可以对人的左右脑进行刺激，正如唐纳德·霍杰斯所说，没有其他事物能够如同音乐一样激活人大脑的不同部位，所以通过音乐治疗可以促进人的想象力、创造力以及情感等方面的发展，改善人的记忆功能。

音乐之所以能使人的身心产生效应，主要原因是音乐能够刺激大脑发挥协调作用。我国济南军区总医院的沈君、任旭东等人研究了音乐治疗对脑梗死患者的影响。在此次研究中，选择了200余名脑梗死患者，分别使用了音乐和药物协同治疗方法以及单纯药物治疗方法，并且进行了对比观察。最终结果表明，经过音乐和药物协同治疗方法的脑梗死患者在康复率方面明显高于单纯使用药物治疗的患者。病人除了使用药物进行治疗以外，还需要配合其他方面的治疗，如心理治疗、物理治疗等，这些治疗能够对病人的情绪进行改善，从而促进病人言语功能的恢复。

二、行为改变机制

音乐能够充分满足人的情感需要，并且使人在此基础上形成良好的行为方式。因此，从整体上来看，音乐治疗的机制就是一种促使人行为改变的过程。

（一）音乐和人的行为方式

人的行为是由外界刺激所产生的反应，与人本身的情绪联系紧密，也是人情感活动的反映。比如，人在高兴时会露出笑容，在悲伤时会哭出声音。在听音乐的过程中，音乐会对人产生刺激，在此时音乐就是刺激因素。人在受到音乐的刺激之后就会产生情绪层面的波动或情感方面的变化，于是人本身的行为也会产生变化，这就是人体反应。

在人与音乐关系的研究方面主要存在两种研究方法：一种是从从事音乐方面工作的人所积累的经验中找出规律，这种从经验中总结出的规律具有一定主观性；另一种方法是从喜欢进行音乐表演的人行为中发现存在的规律，这种结论相较于第一种更加客观。从科学角度来看，第二种方法所得出的结论与事实更加接近，但是在研究方面存在更大的困难。因为通过这种方法研究人和音乐的关系除了需要观测人的外在行为以外，还需要测试人的各种反应，但是这种反应难以测试。所以人和音乐之间关系的研究从目前来看，在很大程度上还需要依赖于个人的经验。

近年来有部分学者在心理学和人类学基础上研究了人们音乐行为的发展趋势，整体上被称为行为科学。行为科学指的是涉及人行为规律的科学，主要是为了研究人的行为。在音乐治疗方面，人们希望通过行为科学来了解音乐的性质，以及音乐对人身心健康所产生的作用，尽管从目前来看这一方面的研究还处于初期探索阶段，但是在未来人们必然会掌握更多的相关知识。

人所产生的行为并不是一种孤立的运动，不仅是在大脑支配下形成的，同时，也会受到周围环境的影响。相关研究表明，人所产生的所有心理活动都会有相应的生理活动支撑，即离不开大脑的支配。人的大脑有自身的活动特点，但是人的大脑会受到周围环境的影响，所以人的行为既受到大脑的控制，也会受到周围环境的影响。从这一方面来看，人和音乐之间的关系既有生物层面的关系，也有社会方面的关系。通俗来说，人的行为既会受到自身生理情况的影响，也会受到社会环境的影响。

人能够从所处的环境中获取各种信息，所以在通常情况下人会依赖自身的感觉。人在获得外界环境的信息之后，人脑受到刺激便会对外界的信息进行加工和处理，然后对人的身体发出指令。所以人的进化和发展取决于自身感觉以及脑部的发展，正是由于这些方面的发展使人类产生了创造音乐的可能性，人类在各种社会实践过程中创造了音乐。从目前来看，音乐已经成为人们生活的重要组成部分，对人的生活产生着重要影响。

人的大脑会受到外界的感觉刺激并且做出反应，从而产生情感。人类在发展过程中逐渐不满足于自然所发出的声响，于是自身开始创造新的声响，并且将这些声响进行组织最后形成音乐。所以音乐是人类的精神食粮，会对人的行为产生影响。从临床方面来看，音乐能够改善人的行为，减轻人的某些精神症状。

（二）人的行为与音乐的关系

音乐不仅是人类进化过程中所形成的现象，也是人类社会关系的产物。人本身的行为和音乐之间的关系主要体现在人对音乐的需求。在音乐活动中，人可以获得情感上的满足，从而促使人的某些行为得到改变。整体上来看，人对音乐的需求既有人类属性方面的需求，也有社会属性方面的需求。当然，人类属性方面的需求和社会属性方面的需求相互联系、相互影响。人的行为和音乐之间的关系可以分成以下几个方面。

1. 人类需要审美

审美是人的一种需要，并且只有在人受到外界刺激的情况下才能够获得发展。随着人本身审美敏感性的发展，促使人创造出音乐。从这一方面来看，音乐的审美表现是人身体健康的基本反应。

对美产生反应并且创造出美是人类的重要特征之一。通过音乐来使人得到轻松、愉快以及健康，是人类的普遍现象。人在这一方面的需要，从本质上来看是生理以及心理层面的需要，同时是人类对审美的需要。对不同国家或地区的人而言，对于美的表现方式会因为民族文化等其他方面的不同而产生一定区别。不同民族有自己的文化和自己的语言，所以也有自己的音乐。在通常情况下，人能够理解自己民族的音乐，同时也能在文化交流过程中逐渐理解其他民族的音乐，并且从这些音乐中得到审美体验。这些音乐可以应用到音乐治疗中，因为病人能够与这些音乐产生共鸣，如果病人对这些音乐不熟悉或是使用陌生的音乐代替病人所熟悉的音乐，那么最终所获得的治疗效果就难以令人满意。因此，要想通过音乐治疗达到预期目标，就必须使用病人所熟悉的音乐，至少病人需要在一定程度上熟悉这些音乐，这样才能够促使病人的审美经验以及审美表现等方面得到充分满足。需要指出的是，病人所熟悉的音乐并不是指对整首音乐或歌曲熟悉，而是对音乐的特征或是风格等方面熟悉。

2. 音乐是一种交流形式

音乐是一种非语言的交流，相较于语言，音乐有自己的价值和效能，并且这些价值和效能是语言无法替代的。在大部分情况下，人们并不会意识到非语言交流的存在，也不会意识到这种非语言交流的意义和价值，但是在日常生活中人们早已经处于各种非语言交流中，并且已经习惯各种非语言交流。比如，人们在日常生活中难以通过语言来表达皱眉、微笑、尴尬等细微情感特征，同时也难以通过语言来表达骄傲感、自豪感、喜悦感等方面的情感。即使是语言中的形容词，对于非语言交流而言，也会存在各种局限，难以充分表达非语言交流过程中的情感。音乐是一种人类所创造的非语言交流的形式，通过这种形式，可以对人的精神疾病进行治疗。相关研究表明，大部分孤独症儿童对音乐会有较好的反应。所以在当前关于儿童孤独症的治疗过程中，音乐治疗已经成为一种十分有效的手段。但是在我国，通过音乐治疗改善孤独症儿童症状的研究才刚刚开始，尚处于初期阶段。

3.音乐构成了现实

音乐的节奏、旋律以及速度等有十分精确的结构，而正因为音乐的这种精确结构才使音乐将人带到现实中。人在聆听音乐的过程中，所听到的一个和弦、一段旋律所产生的感觉，其真实性不亚于在现实世界中看见阳光、品尝食物或是与他人交流所产生的感觉。正是由于音乐本身的这种结构使音乐构成了现实，因此才能帮助那些沉浸在虚幻梦想中的病人返回现实，进而缓解这些病人的症状。

4.音乐表现人类情感

人与人之间的来往需要情感作为支撑，而大部分音乐作品的根本作用是促进人和人之间的关系得到发展，使人与人之间的关系更加紧密。音乐能够给人带来真挚的情感，而存在于民间的各种小调或其他艺术形式都充分体现了人类之间真挚的情感。与此同时，音乐还能够使人们凝聚成一种团结力量。

在社会生活中，任何个体都需要充分适应集体，音乐则能够帮助个体形成集体情感。例如，音乐可以使孤独的人所产生的痛苦获得缓解。所以，无论是在儿童世界中经常出现的摇篮曲，还是在成人世界中出现的各种流行音乐，都是人类之间真挚情感的重要表现。这也是人类喜欢聆听音乐，并且通过音乐来促进身心健康的重要原因。

5.音乐使人获得满足

人在生活过程中需要获得满足感，而音乐表演无论是歌曲演唱还是乐器演奏都可以给人带来满足感，这种满足感主要来自对音乐表演节奏的掌握以及成功表演的自我表现。相关研究表明，渴望是人产生各种行为的基本动力，自尊是防止人产生焦虑的最好方法。在音乐方面，无论是人进行熟练的表演还是演唱歌曲，都是一种渴望的结果，而获得成功之后所带来的喜悦是其他心情无法比拟的。即使在表演过程中人的表演水平并不高，但是也能够使人的自尊得到满足，从而减少人的焦虑，进而对人的身心健康产生有利影响。荷兰部分学者对受虐儿童进行了娱乐音乐治疗，最终获得了明显效果，这也反映出音乐可以使人获得满足。

三、演唱时的健康机制

唱歌是健身运动的重要形式之一，是集动脑、动心以及动身于一体的综合锻炼方式。在演唱过程中，轻松愉快的歌曲可以使人心情愉快，雄壮激昂的歌曲可以使人热血沸腾，悲伤的音乐则可以导致人哀伤悲叹。不同的歌曲会对人身体产生不同的影响，所以不同的歌曲对不同的疾病有不同的预防和治疗作用。

唱歌在国外长期以来都被认为可以用于治疗。比如Theodore Presser所创立的音乐治疗杂志，从1883年开始陆续提出了100多个音乐治疗方案，其中就包含歌唱训练。很多学者表示歌唱对身体以及心理上疾病的预防有一定作用，对于病人而言歌唱会产生有益效果。从目前来看，无论是哲学还是教育学，都认为歌唱训练是一种能够产生等同于药物治疗效果的治疗方法。

事实上，唱歌是一种人体内各个脏器和器官共同运动的过程，比如咽喉、气管、支气管、横膈膜、肺等。在唱歌过程中，肺部会得到扩张，这对呼吸类疾病能够产生一定治疗作用，即可以更好地帮助肺部吐出污浊空气吸入新鲜空气。同时，唱歌过程中需要背歌词以及记歌谱，能够锻炼人的大脑，促使人思维更加清晰，记忆力得到提升，这些有助于防止老年人群体患上阿尔茨海默病，并且在心脑血管方面也有一定保健作用。

另外，在唱歌时需要有相应的情感投入，所以唱歌能够促使人迸发激情，从而忘却烦恼，帮助人体五脏六腑处于平衡状态，同时这一过程也是一个人自身进行全面健康调整的过程，所以无论在预防疾病还是在治疗疾病方面都具有一定益处。除此之外，在唱歌过程中喉部肌肉、脸部肌肉会不断运动，而这些运动能够起到一定按摩作用，有助于美容。

四、音乐引导想象

音乐引导想象，是由美国著名音乐治疗家邦妮提出和创立的。音乐引导想象是一种建立在人本主义和超个体心理学基础上的理论。音乐引导想象的治疗过程包含会谈、诱导、音乐聆听以及后期总结4个部分。在音乐引导想象过程中，主要使用古典音乐组合来促使被治疗对象进入自身的内部体验中，从而引导其更加关注自身的内部体验，最终实现治疗目标。音乐在这一过程中能为被治疗对象的内部体验提供方向，从而使被治疗者的情感得到释放。在音乐引导想象中，音乐所发挥的功能是促进被治疗者产生联想体验。相关研究结果显示，音乐可以使人的联想和想象更加生动，同时能够促进人对联想体验的吸收。但需要注意的是，音乐要能使被治疗对象产生其所需要的联想或合理的联想，这样才能够产生较好的治疗效果。邦妮提出了一种包含不同情绪特点的古典音乐系列组合，专门用于音乐引导想象治疗。在经过几十年的发展和探索之后，在邦妮的基础上，其他专家学者也发展出了自己的音乐引导想象系列组合。

在音乐引导想象治疗过程中，音乐治疗师对音乐的选择是能否获得成功的关键。在治疗过程中，所有的治疗前景以及被治疗者所产生的联想体验都建立在音乐基础上，是通过音乐进行建构，同时被治疗者想象体验的运动方向也是由音乐进行引导，音乐治疗师对被治疗者的理解也使音乐治疗师正确的音乐选择得以体现。在音乐的选择方面，最重要的原则是同步原则，即在选择音乐片段的过程中必须使音乐和被治疗对象的主要情绪匹配，因此音乐治疗时必须确定所选择音乐描绘了怎样的情绪。为了保障所选择音乐正确，音乐治疗师必须对被治疗者的内部情绪进行分析并且共情，所以音乐治疗师本身的投射以及反移情也会进入治疗情境中。学者Summer认为，音乐治疗师在治疗过程中对音乐的选择还需要遵循"好妈妈原则"，即应该选择较为轻松，并且结构变化较少的音乐。

第五章　音乐治疗与老年群体身心健康

随着人口老龄化的加剧，老年人群体的身心健康问题越来越受到关注。在老年群体中，其心理和情感问题尤其突出，如孤独、抑郁、焦虑、失眠等。而音乐治疗以其独特的音乐语言和疗效，在老年群体身心健康问题的预防和治疗中展现了越来越大的潜力。本章将系统地介绍音乐治疗与老年群体身心健康问题，希望能为广大的老年群体提供更为全面和优质的身心健康服务，同时促进音乐治疗在老年群体身心健康领域的应用与发展。

第一节　老年群体的特点

随着人口老龄化的加剧，老年群体逐渐成为社会发展中备受关注的一个特殊群体。老年群体的特点主要表现在身体机能下降、心理状态易受影响、经济状况不稳定、社交生活受限等方面。同时，老年人普遍存在的问题也需要引起我们的重视，如养老服务不完善、健康保障不足、孤独等。针对老年群体的这些特点和问题，社会需要不断改进养老服务制度、提高医疗保障水平、鼓励积极老年人参与社会活动、关注老年人家庭生活等方面的工作，以帮助老年人过上更加幸福、健康的晚年生活。

一、老年群体的整体特点

人在进入老年阶段之后，所产生的变化最为明显的是认知功能的不断退化，主要包括以下几点：

第一，人在步入老年阶段之后，其视觉能力和听觉能力会不断衰退。老年人通常会说自己"人老眼花"，这就是一种老年人视觉能力下降的表现。从听觉方面来看，相关资料统计显示，在每100位老年人中约有60位老年人会随着年龄的增长听力减弱，甚至一些老年人在进入老年阶段之后，其本身的听觉能力会快速下降，最终出现耳聋的情况。正是由于老年人视力和听力的不断下降，在日常生活中无法正常地与其他人进行交流，在与他人交流的过程中会产生一定障碍，即老年人会感觉到自己在与其他人进行交流的过程中无法听清他人的声音，无法准确识别他人的样貌，而这些都会对老年人的心理产生冲击，从而导致老年人产生负面情绪。如果此时老年人没有得到合理的引导或帮助，就会导致老年人这种负面情绪增多，从而使老年人衰老更快，严重时甚至会产生心理问题。

第二，老年人的记忆力会不断衰退。相关学者专家在对老年人进行观察之后发现，记忆力在人进入老年阶段之后会下降，但是从速度方面来看，记忆力下降的速度较为缓慢。在老年人群体中，大部分老年人本身的机械记忆力会不断衰退。很多老年人在日常生活中经常对自己的身体进行负面评价，即认为自己年老体衰，无法发挥自身原有的作用。事实上，老年人对自身的这种负面评价会对其本身记忆力产生负面影响，主要原因在于这样的负面评价会导致老年人的身体分泌出不良激素，从而进一步使老年人的记忆力下降。在记忆力降低的情况下，随之而来的就是生活中的各种不便利。而生活中的各种不便利又容易引发老年人产生更多的消极情绪，甚至可能会刺激老年人产生更多烦躁情绪。在这些负面情绪的影响下，老年人心脑血管疾病产生的概率就会提升。

第三，老年人本身的思维能力会不断衰退。大量对于老年人心理的试验研究表明，人在进入老年阶段之后，思维能力会随着年龄增长而不断衰退，比如问题发现能力、问题解决能力以及学习能力等。但需要指出的是，尽管人在进入老年阶段之后思维能力会不断下降，但是在思维的深刻性以及广阔性等方面由于老年人积累了较为丰富的经验与知识，所以相较于青少年有更多优势。所以，从思维能力方面来看，老年人的思维能力整体较为复杂。从很多关于老年人思维能力的研究中可以看出，不同老年人之间在思维能力方面往往存在较大差异，具体为一些老年人自身的思维能力并不会随着年龄增长而出现显著性的下降，可以长期保持较高水平的思维能力，而一些老年人的思维能力会随着年龄增长而快速下降，甚至一些老年人在刚刚步入老年阶段之后就患上了阿尔茨海默病。因此，对于不同的老年人来说，随着年龄增长其思维能力是否会不断衰退或会达到怎样的水平往往受到个体生理层面因素的影响，这也和个体日常生活中的生活方式以及生活态度紧密相关。通常情况下，在步入老年阶段之后，如果老年人本身没有因为自身身体情况变化而自怨自艾或封闭自己，而是在生活中仍然积极面对，仍然与其他人进行交流沟通，或在日常生活中不断进行思考，通过思考去解决一些实际问题，这样就能够使老年人长期保持较高的思维水平，从而降低患上阿尔茨海默病的概率。

二、城乡老年人的特点以及存在的问题

（一）城乡老年人的特点

城乡老年人主要指的是居住在城乡社区中的老年人以及乡村中的老年人。在对大量图书以及相关资料进行查阅后发现，当前城乡老年人的特点可以从4个方面进行概括。由于不同老年人在各方面的条件会存在一定差异，比如居住条件等，所以不同情况的老年人其特点也存在不同。

1.享受型老年人

享受型老年人是指在步入老年阶段之后快速适应了自己的老年生活，或是已经适应了当前的生活，使自己的生活井然有序，并且在日常生活中会参与一些体育活动或其他活动的老年人。这一类老年人能够在日常生活中和自己的家人或朋友进行有效沟通，并且乐于和其他人进行积极沟通，整体保持一种豁达的生活态度，因此在通常情况下，享受型老年人往往拥有十分平稳的精神状态。同时，由于享受型老年人的日常生活有序且安逸，他们往往拥有温和的性情，与其他人可以友好相处，不容易和其他人或家人产生矛盾，所以心理健康状况良好。

2.奋斗型老年人

奋斗型老年人相较于享受型老年人，从心理状况或生活态度方面来看，他们往

往不承认自己在生理方面已经进入老年阶段，并且希望自己能够在日常生活中依然可以发挥出自己原有的作用，同时再次作出一定成绩，从而实现自己的愿望或人生价值。奋斗型老年人中的大部分拥有较高层次的知识水平，并且在学术研究或其他领域已经取得了一定成就。在老年人群体中，奋斗型老年人往往数量较少。在奋斗型老年人中，主要包含两种类型的老年人：一种是其本身掌握某种技术或拥有某种能力，希望自己可以在所擅长的行业中发挥余热；另一种是希望自己找一份工作继续工作下去。其中，第一种老年人由于有较高的文化水平，所以大部分会将注意力放在自己的事业上，希望自己可以做出新的贡献；第二种老年人往往拥有健康的生活态度，并且在日常生活中有十分活跃的表现，不希望自己在进入老年阶段之后进入完全休息的状态，而是希望自己可以找到新的发展道路充分发挥自己的作用，为自己的家庭或国家贡献自己最后的力量。

无论是享受型老年人还是奋斗型老年人，在心态方面都能够保持良好状态，但是这并不意味着这些老年人在心理方面不存在任何隐患。比如，享受型老年人由于其本身认为自己在步入老年阶段之后主要任务就是享受自己剩余的时光，所以在一些情况下会存在过于依赖他人的问题，这样就会导致这部分老年人在日常生活中存在对子女以及其他家人过分挑剔的问题。奋斗型老年人则可能会存其本身过于顽固或过于相信自己，不信任他人的情况，或是存在要求家人或朋友充分满足自己提出的要求，甚至是要求家人或朋友服从自己意愿的问题。无论是哪种问题，都可能会引起老年人出现心理问题，甚至引发老年人身体产生疾病。

3.忧郁型老年人

忧郁型老年人主要表现为对当前的老年生活有一种愤世嫉俗的情绪，或是存在孤独、孤僻以及固执等心理问题，这些问题往往会导致忧郁型老年人产生自我封闭，不愿意与他人进行交流沟通。这种自我封闭是一种十分严重的负面心态，在日常生活中如果老年人长期处于这种心态之中，容易产生精神问题，严重时甚至会导致身体发生病变。在日常生活中，如果这种不良情绪长期积累在内心中，可能会在某个生理薄弱环节爆发，从而导致老年人产生严重的疾病。从性格方面来看，忧郁型老年人的性格往往较为固执，在日常生活中不喜欢交流，而是会自己来承受、消化各种负面情绪，长此以往必然会演化为消极的心理状态。通常情况下，忧郁型老年人往往出现在有着固执或暴躁家庭成员的家庭中。

4.消极型老年人

消极型老年人之所以会形成消极状态，主要原因在于这些老年人的配偶去世，从而导致其失去了家庭的温暖，或是在老年阶段时家庭环境不好，或是由其他不良因素而导致的晚年凄苦，所以这一类型的老年人在步入老年阶段之后会产生较多的负面情绪，甚至是绝望的情绪。在这些负面情绪的影响下，老年人的精神状态会逐渐麻木或呆滞。消极型老年人在日常生活中往往表现为没有积极的生活状态，郁郁寡欢，在衣着方面往往较为凌乱并且面容憔悴。

（二）城乡老年人存在的问题

相关研究发现，人在步入老年阶段之后都会有进行自我整合的过程，如果在这一过程中由于其他方面因素的影响没有完成整合，就会产生失望情绪。我国学者何流芳在对老年人群体进行深入研究之后发现，对大部分城市老年人而言，退休会对他们的心理健康产生较大影响。同时何流芳指出，老年人在退休之后会从繁忙的工作状态转为空闲，在生理上会从强健转变为衰老，在人际关系方面也会从原来的活跃转变为沉闷，整体上老年人所处的环境会从积极转变为消极，这样就会使老年人感到不适应。其中，一些老年人由于自己权势的失落而产生孤独感，这种情况主要发生在退休的领导人员身上。普通群众中的老年人所产生的失落感大部分是由老年人本身对退休生活的不适应所导致。除此之外，很多老年人因为自己家庭关系的缺失产生失落感，从而产生不同程度的心理变化，比如失落、抑郁以及焦虑等情绪。

上述内容中所分析的4种类型老年人之所以会产生各种问题，主要原因在于这些老年人不适应新的环境或不适应新的发展阶段。在日常生活中，这些老年人往往对环境的适应过于被动，没有在新环境中改变自己的习惯，而是依然依赖原来的习惯，所以不能充分适应新的环境，也不能通过新的方式学习新的事物。由于很多老年人在日常生活中往往会采取自己原有的行为，长此以往便形成了刻板行为。相关研究表明，人在50岁之后便会产生较强的刻板性，并且这种刻板性会随着年龄增长而不断增强。另外，由于老年人本身拥有较为丰富的人生经验，所以很多老年人希望自己的亲朋好友，尤其是子女能够听从自己的建议，这样就容易导致老年人在家庭生活中和其他人产生矛盾。

三、养老院老年人的特点和存在的问题

（一）养老院老年人的特点

首先，养老院中的老年人大部分为失去配偶的老年人，在养老院中通常也是独自居住。通常情况下，这些老年人的儿女由于各方面因素不能够长时间在家中照顾老年人，所以才将老年人送入养老院。在这一情况下的老年人往往会产生孤单或是被抛弃的感觉，从而产生负面情绪。其次，在养老院中一部分老年人喜欢自娱自乐，不喜欢和他人交流分享。比如，在养老院内往往配备有电视机，一些老年人喜欢看其中的一些娱乐性节目，并且能够从其中获得一定的快乐，但是这些老年人往往不喜欢与他人进行交流和分享。再次，养老院中一部分老年人不愿意与其他人进行交流，不喜欢运动。这一类老年人在日常生活中与他人交流较少，即使在外出散步的过程中也是独自一人，这种老年人在养老院中并不少见。由于这些老年人不喜欢运动，甚至一些老年人不希望外出，从而导致这部分老年人在身体方面容易产生一些疾病。最后，在养老院中还有一些身体素质较好，能够生活自理的老年人。这些老年人在日常生活中往往会主动参与各种活动，比如音乐治疗中采用的活动形式，这些老年人会主动参与。

（二）养老院老年人存在的问题

对任何人来说，都希望自己在步入老年阶段之后能够享受天伦之乐，希望自己的家庭形成融洽的关系，保障自己的生活。对任何老年人来说，融洽的家庭关系是其重要的精神支撑。在对养老院老年人进行实际接触和调查发现，在他们中产生最多的问题就是孤独问题。从上述内容可知，生活在养老院中的老年人基本是配偶已经去世，并且儿女无法长时间照顾，才会被送入养老院，所以大部分老年人在被送入养老院之后，会产生被家人抛弃的感觉，会产生较强的孤独感。同时，大部分老年人在养老院中不愿意与其他人进行交流，这也导致老年人的孤独感不断增强，这

是一种消极的心理状态，也是一种长期稳定的心理特征。已经产生孤独感的老年人往往会十分敏感，所以在日常生活中容易在自己没有受到他人认可的情况下感到自己受到了其他人的伤害，因此这样的老年人除了自己的儿女或其他亲人，并不愿意和其他人进行交流沟通或参与其他人的各种活动。如果在日常生活中遇到需要与他人合作或是需要和他人进行交流沟通的活动，他们都会尽量避开。即使在公共场合中，这些老年人往往也不会进行过多的表达，话语较少。这种类型的老年人最为突出的特点是进行自我封闭，在日常生活中谨小慎微，并且不愿意和其他人进行交流沟通。

老年人产生孤独感的原因主要有以下几点：第一，陌生封闭或是孤单不和谐的环境会导致老年人产生孤独感。从实际情况来看，当前我国居民住房条件得到了极大改善，人均居住面积增加，正因为居住条件方面的改善，使很多老年人和自己的儿女分开居住。与此同时，我国老年人数量逐年上升，独居老年人数量也在不断上升。根据相关数据统计，截至2020年底，我国老年人家庭中，存在空巢老年人的家庭所占比例已经超过总数的一半。在这样的大形势下，如果老年人本身由于各方面因素的影响失去了自理能力，十分容易因为丧偶以及与子女分开居住而产生孤独感。很多子女为了防止老年人自己居住而产生孤独感，往往会将老年人送入养老院或老年公寓。但是养老院中的老年人相互并不熟悉，很多老年人由于来自不同地区，在生活习惯以及信仰等方面也存在不同，再加上老年人本身难以快速适应新环境，因此依然不能够有效防止老年人产生孤独感。第二，老年人产生孤独感和老年人自身的性格特点紧密相关。很多关于老年人孤独感方面的研究已经证明，通常情况下，有抑郁倾向的老年人往往更容易产生孤独感，主要原因在于这种性格特点的老年人在日常生活中往往情绪的产生较慢并且程度较弱，容易使人产生冷漠之感。同时这种老年人内心情感不容易对外显露，但通常情况下又多愁善感。另外，这种性格的老年人十分在乎自己的感受，希望自己可以得到他人的认可，但又不愿意和其他人进行深入交流，喜欢独自思考。这种老年人在进入新的环境时，往往会选择沉默或旁观。第三，自我认识不足。容易低估自己的老年人更加容易产生孤独感。一些老年人在进入养老院之后，受自己年轻时的影响，这些老年人往往对自身的优势没有清晰认知，所以自我评价较低，容易产生自卑感，从而产生较为强烈的孤独感。对于很多老年人而言，如果长期被孤独感包围，很容易导致其身心健康受到负面影响，比如一些老年人在长期孤独情绪的影响下，会出现情绪紊乱的问题；再比如一些老年人在长期的孤独过程中，甚至会产生轻生的想法。

在进入老年阶段之后，很多老年人会随着时间推移在心理上产生一定变化，而这种心理变化会对老年人的人格产生影响，从而导致老年人在人格方面产生变化。其中，心理层面的变化主要指的是，在步入老年阶段之后很多老年人会意识到自己的身体已经衰老。如果老年人本身已经认识到自己已经进入老年阶段，那么老年人在日常生活中的生活热情会逐渐降低，并且不会对未来有所憧憬，这些会影响老年人心理状态，增加老年人产生孤独感的概率。

第二节　音乐治疗在老年群体中的应用

一、歌唱疗法在老年群体中的应用

（一）歌唱疗法的原理

众所周知，声音是基于振动得以产生的。按照声音传播的渠道可以将声音分为两种类型：一种为主动声，另一种为被动声。主动声指的是人主动发出的声音，被动声指的是人类在生活中被动接受的各种声音。在日常生活中，无论是与人交流过程中的讲话声，还是在唱歌过程中所发出的声音，都是源于人声带的振动。如果在发声过程中，声带进行了高频率的振动、振动幅度较大，那么此时人所发出的声音就会越大。无论是声调还是声响，都和人的声带振动紧密相关。从生理角度来看，歌唱是声音的一种自然趋向，唱歌的人在演唱的过程中往往会在不自觉中增加自己的音量，主要原因在于人在进入高音的过程中需要有相对应的气息作为支撑，在足够气息的支撑下人的声带才会进行更高频率的振动，从而发出高音，而在此过程中音量会自然增加。之所以说歌唱有益于身心健康，主要原因为在唱歌的过程中人的喉咙会产生共鸣声，这种共鸣相较于人日常说话时的声音更加强烈。同时，在唱歌的过程中，人体会本能地寻找一种更加自然的状态发出声音，这就是人们常说的用最自然的状态唱歌。

人体存在各种系统，比如神经系统、呼吸系统等。在日常生活中，人体内的各种系统会按照一定频率不断振动，以此来保障人身体可以正常运转，如果这些系统的振动出现混乱，就表示此时的人体已经患有某些疾病。所以通过监测这些系统的振动情况，可了解人体是否患有一些疾病。比如在中医中，医生会通过感知病人的脉搏跳动来分析病人所患病症，这就是一种以人体内各种系统振动为基础来掌握病人身体情况的手段。通常情况下，人体内的不同器官所产生的振动频率存在一定差异，正是由于不同器官随时随地都在振动，所以人类的身体也时刻处于振动之中。一般来说，只有人的身体产生的振动是有益的，人的身体节奏才会平衡且协调，从而使人的身体保持健康。在唱歌的过程中所产生的振动能够使身体各个器官的振动和谐共存，并且使各个器官产生有益的振动，从而保障人身体的健康。在声音通过声带的振动向外传递的过程中，人身体的所有器官同时被调动起来。因为人在唱歌的过程中声带会快速振动，这种振动有别于日常交流过程中所产生的振动，从而带动其他器官的振动，形成有益振动，这样不仅能够保障人体内各个器官的正常运行，还可以通过有益振动去除掉人体内各个器官由于各方面因素所产生的不良振动。所以通过歌唱这种方式可以对人体系统进行改善，促使人体系统恢复到原来的有益振动中，从而帮助人体恢复到和谐平衡中，降低人体产生疾病的概率。

唱歌除了能够对人体内各个系统的振动频率进行调节与改善以外，还能够充分调动人体的机能，并不是只有发出声音的作用。在歌唱过程中，音乐的旋律能够与人的内心情感产生共鸣，从而刺激人的内心世界，促使人体内的各个器官与音乐产生共鸣。这种共鸣能够对人体内产生的疾病进行抑制，改善人体因为各种因素影响所导致的阴阳失调。早在我国古代，人们就已经提出通过音乐节奏和人体产生共鸣，从而对人身体的生理节奏进行调节的理论。中医认为，人体之所以会产生疾病主要原因是人体内部失去平衡，而音乐能够通过声波对人的机体平衡进行调节，从而对治疗效果产生积极影响，这种治疗方法在我国古代早已存在。

（二）歌唱疗法的作用

老年人的身体会随着时间的推移走向衰落，各方面的生理指标会随着年龄增长而下降，年龄越大产生生理方面问题的概率越大。所以，老年人群体应十分关注如何保持自己的身体健康。一些学者对曾经的歌唱演员和非歌唱演员的身体情况进行了调查分析，分析结果表明年龄处于28岁到55岁的歌唱演员相较于这一年龄段的非歌唱演员有更好的心肺功能，同时歌舞演员有着更为强大的胸廓肌。从事这一研究的相关学者表示，在唱歌过程中能够调动人体肌肉，从而使人体胸肌更加发达，并且这种效果可以和游泳及划船等运动所产生的效果相媲美。该学者的研究表明了歌唱是养生的重要措施之一。

歌唱是一种将身体作为一种乐器演唱各种音乐和抒发内心情感的形式。同时，人在演唱歌曲的过程中不仅是一种对歌曲原唱的模仿，而且会加入自身的主观创造，要求自己的精神与生理都参与这一过程，所以唱歌会对人的身体产生各种影响。在合理进行歌唱的情况下，歌唱对人身体所产生的影响基本为积极影响。具体来看，人在歌唱过程中，歌声会通过人的感觉器官传入人的身体内部，然后对人的身体产生作用，还能够通过情绪对人的心理及生理产生积极影响。在歌唱过程中，任何一首歌曲中都蕴含有一种或多种情绪，所以演唱者在演唱过程中会带着欢快、愉悦、激动等情绪进入唱歌状态，这些情绪能使歌唱者在演唱歌曲的过程中与音乐旋律或歌曲中的歌词产生共鸣，并且将这种共鸣作用到自己的心理层面，产生积极影响。同时，演唱歌曲时，歌曲中的各种要素会对人的情绪产生积极影响。一般来说，人在聆听音乐或演唱歌曲的过程中所产生的情感会随着音乐旋律的变化而产生变化，比如在演唱歌曲的过程中如果唱到高音部分，人本身的情绪往往会达到顶点；在唱到低音部分时则会使人产生较为压抑的情绪；中音部分则能够让人产生舒畅平和的感觉。无论何种情绪都会对人的内心世界产生影响。比如节奏明快并且旋律激昂的歌曲能够刺激人的内心深处产生激动、热烈或积极的情绪，能够使人的身体产生更为强大的力量。再比如旋律轻柔、节奏舒缓的音乐能够给人带来清新自然、平静缓和的感觉。在歌唱过程中，演唱者本身往往会带有某种情绪或情感，所以演唱者本身往往能够被歌曲的旋律所感染，此时歌曲中的美妙旋律就会通过人体的听觉器官进入人体内部，然后传递至人的大脑皮质，促使人的大脑做出集体反应。歌唱过程中无论是音色、音高还是力度都能够直接作用到人的大脑，使人的大脑产生自主反应。在人的大脑产生自主反应之后，人的身体就会产生生理上的变化。

歌曲演唱可以对人的身体产生各种积极作用，而在这些作用中，体现最为明显的是通过歌曲演唱使人本身的心肺功能得到强化，以及可以促使人体的呼吸系统得到改善。人类的呼吸系统和人身体的健康紧密关联，人体需要呼吸新鲜空气并且吐出体内的废气，在歌唱过程中，这样的呼吸方式会自然被运用，从而实现对新鲜空气的吸入和对废气的排出。比如专业歌手在歌唱的过程中，通常情况下使用的是胸腹联合呼吸法，具体为在歌曲演唱过程中需要保持深吸气，并且要保持平稳的气息输出。通过这种方式，能够有效提升人体的肺活量，从而使人体肺部肺泡通气量得到提升，最终促使人的呼吸功能得到增强。另外，在歌唱过程中使用胸腹联合呼吸法需要在一定力量支撑下才能够完成，尤其是在演唱高音的过程中，需要更多气息来保障演唱可以完成，这样就能够刺激人体的相关器官，促使这些器官发挥出超出平时的作用，从而使人体呼吸功能得到加强。通常情况下，人在演唱歌曲的过程中如果能够保持气息持续较长时间，那么就表示其本身有较好的肺活量，如果可以长时间保持这种状态则能使人的肺活量得以有效提高。同时，在歌唱时，人体需要充分调动肺部器官的功能，以此来保持使用整个肺部进行呼吸，相较于一般人在呼吸时仅仅使用肺尖部分存在较大差异，歌唱时能够更好地运用肺部功能。肺活量增强，人体血液中的氧气就会更加充足，这样就更有利于人的身体健康。另外，在歌唱的过程中人体会运用呼吸肌肉来作为支撑，此时就能够对呼吸肌肉进行良好的收缩和舒张，从而促使人体的呼吸能力得到增强。另外，由于使用胸腹联合呼吸法，人在歌唱过程中能够吸入大量新鲜空气，从而促使人体血液中的氧气含量得以提升，而这种高氧气含量的血液能够有效帮助人体缓解紧张，还可以强化肺部功能。

歌唱疗法是一种需要病人主动参与的音乐治疗方法，具体为在治疗过程中引导患者进行歌唱，其机制具体为：首先，通过演唱各种歌曲来促使患者心肺器官得到锻炼，从而使患者的心肺功能可以得到有效加强。人体在呼吸的过程中，每次吸入的气体量和呼出的气体量大约为500毫升，但是在歌唱的过程中每次的呼气量和吸气量可以达到数千毫升，这样能够增强肺部功能，还可以锻炼胸部肌肉和促进血液循环。无论是胸部肌肉功能的加强还是血液循环的加快，都可以促使人体心肺功能得到有效加强。其次，在歌唱过程中，歌曲的节奏或音乐的旋律能够对人的呼吸频率产生积极影响，从而帮助病人呼吸能力得到提升。上述内容已经指出，人体是由不同的振动系统组成的，比如人体内的呼吸系统、分泌系统等都会产生振动，肺部也同样会有规律地进行张弛变化，胃部和肠道也会缓缓进行蠕动等，这些振动系统会产生相应的节奏和频率。演唱歌曲可以促使人体内的这些系统和歌曲的旋律以及节奏产生共振，这样能够对人体的细胞产生按摩的作用，进而促使人体内各个器官功能能得到改善。再次，通过演唱歌曲可以促使人体膈肌的活动频率更高，从而使病人的呼吸更为顺畅。在人体肌肉中，膈肌主要是帮助人体进行呼吸的肌肉。在歌唱的过程中，演唱者会吸入大量空气来支撑自己的唱歌过程，此时人体膈肌相较于平时会以更快的速度上下移动，所以膈肌能够在这样的快速移动中得到锻炼，从而促使人体肺部功能得到增强。最后，通过唱歌更快地进入潜意识。弗洛伊德曾经通过言语疗法来引导患者进行联想，从而引导患者进入潜意识。歌唱相较于语言更为动听悦耳，所以更容易引导患者进行联想和想象，同时歌唱还可以作为投射载体实现对环境的支持以及承载反移情和移情。因此，人通过歌唱可以将原本存在于自身潜意识中的情感提升至自己的意识层面上，从而对身体产生积极影响。

唱歌能使人的免疫力得到提升。美国加州大学的研究人员发现，歌唱演员在每次进行排练之后其体内的免疫球蛋白含量会快速增加。同时，歌唱演员在正式进行演出之后其体内的免疫球蛋白含量会以更快的速度增加，可以达到平时含量的2.5倍左右。物理学已经告诉我们，声音产生于各种振动之中，所以歌唱从本质上来看是一种声音的鸣响，也是一种振动。在客观世界中，最主要的传播形式为振动。相关研究表明，人在歌唱时所发出的声音主要以高低行进方式进行传播，并且由于在歌唱过程中演唱者会进行真声和假声之间的转换，所以歌唱所发出的声音是真假音结合之后的声音，而正是这种结合使声音在不同方面产生变化，比如响度的不同或音调的不同。无论是响度方面的变化还是音调方面的变化，都能够对人的身体产生影响，刺激人体产生相应的感受力，而这种感受力在作用于人体时会产生积极影响。比如这种感受力在促使人体情绪高涨或情绪起伏较大时，可以促使人体排汗或排毒，同时可以作用到人的情绪方面，使人产生积极情绪。所以说，相较于服用各种药物，通过歌唱所产生的积极影响如同一种产生于自然之中的良药，这味良药不会产生任何副作用，能够对老年人的身心健康产生重要作用。

除了帮助人体产生更强的免疫力以及改善人体的心肺功能以外，歌唱还可以对不同人之间的交流沟通产生促进作用，这样能够有效减弱老年人的孤独感。通过歌唱，老年人可以充分抒发自己的情感，发泄自己的内在情绪，将不愉快的情绪在音乐中排除，获得愉悦的情绪。大量研究表明，歌唱不仅能够激发人的原始本能，也能够对人的原始本能产生抑制作用。比如，通过唱歌更加容易产生满足感，因此在日常生活中经常唱歌能够有效地调节自身的心理状态，同时能在投入唱歌的过程中充分表现自我。歌唱可以促使人获得更多的情感体验，从而促使人在情感以及认知方面得到满足与升华。再比如，唱歌可以作为人和人之间情感交流的桥梁，促使人与外界增加联系。当人感到孤独时，唱歌可以弥补这种情感需求。

总而言之，歌唱疗法可以帮助人赶走孤独，这对老年人十分有益。在美国的一次试验中，相关研究人员选择了两组年龄均在65岁以上并且在日常生活中积极参与社交活动的老年人，其中一组老年人每周都会学习歌唱的发音，另一组老年人是依然参加平时会参加的各种活动，但是不参与歌唱。在经过一年时间的试验之后，经常学习歌唱发音的老年人整体健康指数明显超过没有参加歌唱活动的老年人，并且坚持歌唱的老年人看病以及吃药次数明显减少。在日常生活中，歌唱不仅有益于老年人的身体健康，也是帮助老年人调节心理状态的一剂良药。

（三）歌唱疗法在老年群体中的实施

在实施活动中主要使用集体培训法开展歌唱培训，并且将活动分为三个部分，具体为基础练声部分、诵读歌词部分、合唱表演部分。

第一，基础练声部分。该部分强调歌唱时的姿势和正确的呼吸。在歌唱姿势方面，身体需要保持直立，且需要保持全身放松，双眼平视前方处于自然状态。在呼吸方面主要练习胸腹联合呼吸法，该呼吸法可以使老年人的肺活量达到极限，排除在肺中淤积的有害气体，加强呼吸循环功能。首先在吸气时要瞬间将大量气体吸入丹田之处，其次在发音过程中使用气息振动声带发出声音，最后通过抬头张口的练习来帮助老年人放松脸部肌肉。先使用较为简单的旋律来帮助老年人练习发声，通过逐渐递增的方式进行旋律的上行和下行。先使用闭口音的哼鸣来打开声音通道，然后找到声音的振动点，为接下来的开口音训练打好基础。将闭口音作为带入音，然后以此为基础打开内口腔发开口音。在经过简单的声音练习之后，加入复杂的声音组合，以此来带动老年人口腔以及整个面部的肌肉运动。

第二，诵读歌曲部分。该部分使用一些歌曲的歌词引导老年人通过大声朗读的方式并且以歌曲本身的节奏为速度，对发声的肌肉运动进行巩固，并且记忆发出声音时的位置。在朗诵歌词的过程中需要注意引导老年人使用口腔、鼻腔、头腔及胸腔等4个共鸣腔，这样不仅能使声音振动带动中枢神经和五脏六腑，还可以使全身气机运动，达到疏通经络、增强体能的效果。同时，在朗读过程中还需要引导老年人做到吐字清晰、发音圆润、声音雄浑有力，这样可以更好地促进振动的产生和传递。另外，在大声朗读歌词的过程中，还需要引导老年人带着感情进行朗读，以歌唱的状态来完成。这样能够引起胸腹之间横膈肌的大幅运动，从而促使老年人呼吸到更多的空气。在歌曲选择方面，要符合老年人的年龄层次，并且保证歌词内容与老年人的日常生活相贴近，这样能使老年人在朗诵或歌唱的过程中回忆过去的美好时光，激发老年人产生精神上的愉悦，增强老年人的心肺功能。

第三，合唱表演部分。该部分要组织老年人进行歌曲演唱。此类活动的表演频率为，第一个月为每周演唱两次，每次演唱时间为一个小时。第二个月为每周演唱一次，每次演唱时间为一个半小时。

二、主动式音乐疗法在老年群体中的应用

（一）主动式音乐疗法的内容

主动式音乐疗法也被称为活动性音乐治疗。在主动式音乐治疗中包含的内容主要有乐曲欣赏、音乐游戏、音乐舞蹈以及歌曲演唱。比如诺多夫-罗宾斯音乐治疗，这种音乐治疗方法主要运用于儿童群体。在治疗过程中，儿童会在音乐治疗师

所创设的音乐活动中主动和治疗师进行交流，或是通过乐器演奏来连接儿童和治疗师之间的交流活动。通常情况下是治疗师使用钢琴进行即兴演奏或利用其他声音进行即兴引导，病人或求助者则通过敲鼓的方式对治疗师作出回应。老年人群体与儿童群体无论是在生理还是心理方面都最为相似，所以也可以通过这种音乐治疗方法来实现治疗的目的。

惠勒曾经指出，所谓的主动式音乐疗法本质上是一种音乐治疗师在严格的组织设计基础上对治疗对象的内部冲动进行抑制，从而促使治疗对象的社会适应性得到提升的方法，并不是一种对个体内部冲动和本能进行探索的治疗方法。主动式音乐疗法是为了促使治疗对象能够对自身内部情感世界有更为深入的了解，同时帮助治疗对象宣泄自身存在的不良情绪或是解决内心产生的矛盾与冲突。对于老年群体而言，展开主动式音乐治疗主要目标在于能够帮助老年人控制其体内存在的不良情绪，引导老年人通过音乐的形式将不良情绪发泄出来，从而提升老年人的生活品质。

（二）主动式音乐疗法在老年群体中的实施

1.活动对象

此次活动的开展对象主要是老年群体中可以自理的老年人，并且参加本次活动的老年人均为自愿参加，身体没有患严重疾病，愿意在团体中分享自己的快乐和接受问卷调查。在此次活动中，将参与活动的老年人分为两组，具体为对照组和试验组，两组均为15人。其中在对照组中会让老年人聆听音乐并与他们进行语言沟通，对试验组的老年人是实施主动式音乐治疗。活动对象具体情况如表5-1所示。

表5-1　老年人基本情况

组别	人数	平均年龄	身体健康情况
对照组	15人	82.01岁	良好
试验组	15人	83.24岁	良好

2.活动内容

活动主体形式主要为：一是肢体律动，具体为在歌曲中编入一些简单动作，老年人在演唱时边唱边跳；二是声音传递，具体为老年人围成一圈，边听音乐边传递手中的物品，在音乐停止时手中有物品的老年人需要表演节目，类似于"击鼓传花"的游戏；三是圆圈舞，具体为老年人手拉手围成圆圈，在转圈的过程中跳舞。在信息收集方面，由于老年人存在一些不便，所以主要采用访谈法和整体观察法来获取相关信息。

此次活动将主动式音乐疗法分为两种：一种是再创造式音乐治疗方法，另一种是即兴式音乐治疗方法。在此次音乐活动中，对这两种方式都进行了使用。其中在创造式音乐治疗方面，主要是通过编创音乐游戏来调动老年人的积极性，引导老年人积极参与音乐活动，从而实现帮助老年人愉悦心情和锻炼身体的目的。比如在肢体律动环节中，主要是为老年人的歌曲编创舞蹈动作。声音传递环节是通过音乐连接所有老年人，再通过音乐停顿来选择上台表演节目的老年人，这样能够调动老年人的童心，还可以愉悦老年人的身心。在圆圈舞环节是让老年人自由组队随着音乐节奏自编舞步，通过边唱边跳的形式来活动身体。

上述三种方式都是在演唱歌曲的过程中加入其他活动内容，将歌曲和舞蹈进行结合，形成符合老年人实际情况的娱乐方式。这种形式具有较强的灵活性，能够根据老年人的实际要求随时改变歌曲或是舞蹈内容。比如可以选择《北京的金山上》这首歌曲，不仅能够突出时代感，又能与老年人年轻时的时代背景更加接近，这样不仅可以促使老年人回想起自己年轻时的美好时光，还可以带动老年人活动身体。在舞蹈动作选择方面，可以选择民间舞蹈的动作，这样既可以保留原始的民族文化，还可以有现代的娱乐元素，便于老年人接受。

另外，在声音传递这一环节，可以随机添加背景音乐，让老年人在听音乐的过程中拍手或拍击其他物品，一起来营造一种紧张的气氛。通过这种设计不仅能够使老年人感受到游戏所带来的刺激感，还能锻炼老年人的灵活性。在此次活动中，这种形式的游戏进行了三次，每一次都获得了较好的反响。

即兴式音乐治疗方法是一种以演奏为主的治疗方法，其中所使用的乐器大部分情况下是简单且不需要过多进行学习和训练就可以演奏的打击乐器，比如不同类型的鼓、三角铁或木琴。由于在此次活动中条件有限，无法向所有老年人提供相应的打击乐器，所以在活动进行过程中主要是以击掌和跺脚来代替乐器进行即兴式音乐治疗活动。在活动进行过程中，主要选择了老年人十分熟悉的音乐《洪湖水浪打浪》，并且通过击掌和跺脚发出的不同声音从而进入旋律，该形式仅进行过一次。另外一次是将歌曲《幸福拍手歌》中的歌词进行变动，同时加入了相应的动作，比如拍手、扭腰以及抬腿等动作。这样的方式不仅符合老年人身体所能够承受的活动力度，还可以在较为欢快的音乐中使老年人实现健身的目标，同时选取的欢快歌曲也能够改善老年人之间的关系。

口号歌是以音乐为连接纽带，组织所有的老年人一起手挽手唱歌跳舞。在这一环节中主要使用了纯节奏的音乐与老年人进行互动，并且要求老年人在音乐进行过程中沿顺时针方向边走边跺脚，并且需要在必要的时候踢腿。接下来是通过纯节奏音乐和老年人进行互动，与之前不同的是有了更多的手部动作和腿部动作。老年人围成一个圈，相互之间有一定间隔，在喊口号的过程中向圆心靠近，同时在口号中需要双手向上，抬起腿，然后向后退去。这种形式能够增强老年人之间的配合程度，调动老年人的积极性，使老年人感受到音乐节奏带来的快乐。

三、被动式音乐疗法在老年群体中的应用

（一）被动式音乐疗法的内容

被动式音乐疗法指的是接受式音乐治疗，强调的是聆听音乐以及通过聆听音乐所产生的不同心理体验。这种方法不仅可以使小组成员之间进行更好的交流沟通，还可以帮助音乐治疗师在与治疗对象沟通中更好地掌握治疗对象的实际心理需求和人格特点。回忆音乐指的是音乐治疗师要求治疗对象选择一首或几首对其有特别意义的歌曲，然后进行播放，以此来激发治疗对象的情感和回忆。音乐想象指的是治疗对象在特别编制的音乐背景中自由发挥想象，在通常情况下这种背景音乐和治疗对象的声音层次、内心世界以及潜意识紧密相关。

（二）被动式音乐疗法在老年群体中的实施

1.活动对象

第一位是腿脚不方便的老年人：该老年人年龄为80岁，由于腿脚不方便所以喜欢翘二郎腿。老人曾经是纺织女工，喜欢打麻将，在闲暇之余经常去老年公寓的活动室打麻将。由于走路时腿脚不方便，需要借助拐杖，但是在吐字方面较为清晰。

听力较差，所以说话时声音往往较大，十分健谈。该老年人有一子一女，家人会定期探望。

第二位是身体硬朗且性格开朗的老年人：该老年人尽管年龄已经有90岁，但是精神状态极好，有良好的心态，待人随和并且健谈。由于年龄较大，并且在不久之前曾经扭伤腰部，所以如今行走需要借助外力；老年人共有8个孩子，在被送入老年公寓之前由儿女轮番照顾。老年人尽管年龄较大但是身体较为健康，生活能够自理，同时吐字清晰，听力较好，尽管文化水平较低，但是与其交流没有任何障碍。

第三位是患有脑血栓的老年人：该老年人在年轻时是戏班的成员，由于患有脑血栓，现在右半边身体瘫痪，需要长期护理。口齿不够清晰，与其交谈存在一定困难。

第四位是年龄已经100岁的老年人：该老年人年龄最大，语言能力较差，口齿不清晰，思维较为混乱。同时该老年人对其他人有攻击行为，曾经抓伤了护理人员。

第五位是有文化、学历高的老年人：该老年人文化素质较高，尽管年龄有80岁但是耳不聋眼不花，身体素质良好，生活能够自理。该老年人家中有一子一女，家人会定期来看望，闲暇时会看书或读报，并且十分喜欢观看电视剧。

第六位老年人对老年公寓存在一定排斥情绪，由于家人没有时间照顾，因此居住在老年公寓里。通过对护理人员的访谈得知，该老年人不注意个人卫生，不喜欢吃新鲜饭菜，而是喜欢吃过夜的食物。该老年人的儿女十分孝顺，探望次数较多并且每次探望都会带来一些东西，但是老年人并不领情。老年人不喜欢照相，脾气较为古怪，与公寓内的其他老年人不能和谐相处。

第七位老年人是一位有信仰的老年人：该老年人已经有80多岁，有一定的文化水平，年轻时曾经在城市中打过零工。患有冠心病，在访谈过程中护理人员表示该老年人头部不能着凉、不能吹风。老年人口齿清楚，思路清晰，有三子一女。该老年人不喜欢假手于人，十分独立，表示自己能做的就自己做。老年人性格随和、平易近人，和周围老年人的关系十分融洽。

2.活动内容

本次活动是以小组为单位来进行歌曲聆听。由于治疗对象年龄均在80岁以上，所以选择了具有强烈时代感的五首革命歌曲，具体为《山丹丹开花红艳艳》《北京的金山上》《毛主席的话儿记心上》《延边人民热爱毛主席》《翻身农奴把歌唱》。在对7位老年人的基本情况进行了解之后，将7位老年人组织成一个小组使用被动音乐疗法进行音乐聆听，并且在音乐播放过程中观察老年人的整体情况，然后根据老年人的实际情况播放不同的音乐并且进行观察。在对老年人进行访谈交流中发现，大部分老年人平时极少听音乐，所接触的音乐大部分是传统戏曲或电视剧的主题曲、插曲。在7位老年人中，有4位老年人表示自己不喜欢听音乐，有2位老年人由于信仰原因，因此不喜欢听除了宗教音乐以外的其他音乐，有1位老年人比较喜欢传统戏曲。

在此次活动中，将7位老年人安排为一个半圆，以此来观察老年人的实际情况。在聆听歌曲《北京的金山上》的过程中，相关工作人员为所有老年人讲述了这首歌曲的创作背景，并且引导老年人回忆当年的美好，但是经过观察发现效果不佳。为了能够提高老年人们对音乐的欣赏积极性，所以在听歌曲《翻身农奴把歌唱》这一歌曲的过程中加入了舞蹈，但是通过观察发现老年人们的注意力并没有集中在音乐聆听方面，而是将更多注意力放在了观看表演方面。对上述五首歌曲逐一播放之后，发现没有一首歌曲能够让老年人们进入音乐回忆。尽管这些音乐是这些老年人年轻时代的主打革命歌曲，但是老年人似乎并不喜欢这些歌曲。

在此次活动结束之后发现收效甚微，所以第二次选择了现代轻音乐让老年人们聆听，并且重复了上述过程。这一次活动开展的过程中，7位老年人中有2位老年人表示自己喜欢这样的音乐，具体为第五位老年人和第七位老年人。第二位老年人表示自己喜欢音乐中的伴舞，且在聆听音乐的过程中跟随音乐做出了简单的动作，并向其他老年人提出需要多活动的建议。

四、音乐疗法在老年群体中实施的结果分析

（一）歌唱疗法在老年群体中实施的结果分析

通过访谈和问卷调查最终得到的数据如下所示。

在错误发声方面，活动进行之前平均得分为2.96分，活动之后平均得分为2.68

分；在肺活量方面，活动进行之前平均得分为2.64分，活动之后平均得分为2.86分；在不良发声状态方面，活动进行之前得分为2.75分，活动之后得分为2.61分。

从上述数据可以看出，在进行了一段时间的声音训练之后，在活动之前和活动之后的数值产生了些许变化，尽管变化幅度较小，但是从其中也可以看出通过声音训练之后歌唱对老年人的声音产生了一定变化。这说明歌唱疗法能够在一定程度上降低老年人不良的发声状态，同时也能够改善老年人发声错误的情况。

在肺活量方面，从上述数据可以看出活动前后的变化较为明显，反映出歌唱疗法可以增强老年人的心肺功能。因为在歌唱过程中老年人血液中的气流会增加，血液与氧气的反应作用会加强，从而使老年人血液中的含氧量得到提升。这样能够降低老年人患上心脏疾病或脑卒中疾病的概率。

在不良发声状态方面，活动前后的数据也出现了明显变化，反映出歌唱对老年人的日常说话也有积极作用。在歌唱或是说话的过程中，声带会被拉长，肺部会提供气息促使声带振动发出声音。此时各种肌肉会调整与声带之间的空间，从而促使声音的音调、音色等方面产生变化。通常情况下，声带越薄越紧，发出的声音音调越高；声带越松越厚，发出的声音音调越低。在此次活动中，一些老年人在大声说话之后或是和他人交谈时间过长时出现了头晕眼花的现象，因为其肺活量较小，再加上呼吸时用力过猛导致短时间内声波振动不够和谐，从而导致出现头晕的情况。一些专家认为，在歌唱过程中人会吸入大量新鲜空气，而这些新鲜空气可以使人体循环系统加速运转，从而强化人的心肺功能。同时在歌唱过程中人往往需要高度集中精神，将注意力放在歌唱上，这样能够排除其内心的其他杂念。

在人际交往方面，老年人在活动进行之前的平均得分为2.76分，活动进行之后的平均得分为2.89分；在内心不良情绪方面，老年人在活动进行之前的平均得分为2.93分，活动进行之后的平均得分为2.46分；在身体不良状况方面，老年人在活动进行之前的平均得分为2.46分，活动进行之后的平均得分为2.33分。

从上述数据可以发现，在进行了声音训练之后，老年人在人际交往方面的数据高于活动之前的数据，这说明歌唱疗法能够帮助老年人改善人际关系，促进老年人之间的感情增进，从而使老年人之间更加和睦。同时，从上述数据可以看出内心不良情绪方面所获得的降低数值最高，反映出通过歌唱的方法将老年人所积攒的负面情绪排出体外是行之有效的。同时在访谈中还发现，很多老年人表示自己在参加活动之后心情烦闷以及孤单寂寞方面的情况明显减少。还有部分老年人反映在歌唱之后其本身的声音无论是在音量还是音色上都得到了一定提升，并且在语言交流方面也得到了加强，例如在交流过程中重复说相同的内容、声音不稳等问题都得到了一定改善。

从整体上来看，进行歌唱疗法之后老年人的相关指标数值发生了明显改变，反映出歌唱治疗方法能够改善老年人的身体情况，并且可以强化老年人的人际交往能力。

（二）主动式音乐疗法在老年群体实施的结果分析

在人际交往方面，对照组的老年人在活动之前平均得分为1.61分，试验组在活动之前平均得分为1.63分；在内心孤独方面，对照组的老年人在活动之前平均得分为2.42分，试验组在活动之前平均得分为2.50分；在不良情绪方面，对照组的老年人在活动之前平均得分为2.29分，试验组在活动之前平均得分为2.35分；在活动参与方面，对照组的老年人在活动之前平均得分为1.65分，试验组在活动之前平均得分为1.60分。

从上述数据可以看出，在活动进行之前，对照组和试验组平均分数没有显著差异。这说明试验组和对照组的老年人情况相似，可以为活动之后观察主动式音乐治疗效果提供基础。

使用主动式音乐疗法后，在人际交往方面，对照组的老年人在活动之后平均得分为1.64分，试验组在活动之后平均得分为1.93分；在内心孤独方面，对照组的老年人在活动之后平均得分为2.30分，试验组在活动之后平均得分为2.08分；在不良情绪方面，对照组的老年人在活动之后平均得分为2.21分，试验组在活动之后平均得分为2.05分；在活动参与方面，对照组的老年人在活动之后平均得分为1.79分，试验组在活动之后平均得分为2.18分。

从上述数据可以看出，在使用主动式音乐疗法之后，对照组和试验组的老年人在人际交往与活动参与两个维度方面，试验组相较于对照组有了不同程度的提升；

在内心孤独和不良情绪方面，试验组的数值相较于对照组则有了较为明显的降低，反映出主动式音乐疗法在老年群体中的应用有较好效果。

同时，活动结束之后试验组在人际交往和活动参与两个方面的数值发生了一定变化，反映出主动音乐治疗方法对老年群体而言是一种好的娱乐方式。通过各种音乐活动，会为老年人提供活跃热闹的气氛，从而吸引老年人参与。刚开始活动时，主要由相关工作人员动员老年人参与，但是到了活动的后期完全是由老年人自发组织和动员，这说明音乐活动能够对老年人群体产生积极作用。同时在对护工人员采访的过程中发现，在活动开展的这一段时间内老年人的情绪更加平和，和护工之间所产生的矛盾次数也有所减少。

参与音乐活动与他人进行交流，使老年人在内心孤独以及不良情绪两个方面的数值明显降低。老年人如果积极参与活动，那么其内心的孤独感必然会降低，同时也会使不良情绪产生的概率降低。如果在平时老年人不喜欢出门走动，不喜欢与其他人进行交流，那么就会导致老年人内心的孤独感上升，从而有更大概率产生不良情绪。

在人际交往方面，活动进行之前试验组的平均得分为1.63分，试验进行之后平均得分为1.93分；在内心孤独方面，活动进行之前试验组的平均得分为2.50分，试验进行之后平均得分为2.08分；在不良情绪方面，活动进行之前试验组的平均得分为2.35分，试验进行之后平均得分为2.05分；在活动参与方面，活动进行之前试验组的平均得分为1.60分，试验进行之后平均得分为2.18分。

从这一组数据可以看出，通过主动式音乐治疗之后，参与活动的老年人无论是在与人交往、孤单寂寞方面，还是在不良情绪与活动参与方面都发生了较大的改观。在活动进行之前，大部分老年人并不愿意与其他人进行沟通，并且不愿意与其他人分享自己的喜怒哀乐，更加愿意独处。在经过音乐活动的调节之后，其中有部分老年人愿意和他人进行交流沟通。不喜欢与他人进行交流沟通会使老年人内心产生孤独寂寞的感觉，长此以往会导致老年人变得敏感易怒，在音乐活动进行之前这种老年人占据大多数，但是在各种活动进行之后一些老年人已经走出了自我封闭的世界，不良情绪产生的次数也明显减少，人更加开朗与快乐。另外，在活动之后有部分老年人对音乐舞蹈更加喜欢，从而在一定程度上促使这部分老年人对娱乐活动的喜爱程度得到提升。

从整体上来看，音乐活动是一种有效的治疗方法，主要原因如下：

第一，节奏所产生的作用。节奏又被称为节律，是生命的基本特征之一。人类在日常生活中无论是行为还是情绪都会产生节律变化，这种变化被称为生理节律。如果人本身能够保持良好的节律，就能够降低疾病产生的概率；如果节律失调，就容易引起孤独或抑郁等疾病。如果人体是音乐，那么节奏就是其中的骨骼，支撑着整个音乐，其快慢变化会对整个音乐感受产生影响。通常情况下，较快的节奏能够使人产生兴奋和活跃的情绪，强烈的节奏会使人产生一股动力，从而对人的身体产生积极影响。在活动进行过程中发现，一些老年人在音乐播放之后就能够立刻进入状态，然后随着音乐的律动摇晃自己的身体，脸上也会出现愉快的笑容。音乐中的节奏在对人体产生影响时，如果节奏与人体自身的振动合拍，那么音乐就会与人体产生共振，从而加强人体内部的振动，促使人产生愉悦的感觉。此时，人的身体会处于一种协调平和的状态，这对人的身心健康而言十分重要。

第二，旋律对听觉的刺激。旋律是音乐的血肉，是塑造音乐形象的核心所在，也是情感表达的重要影响因素。音乐首先需要人通过听觉器官进行感受，外界的音乐可以通过人的听觉器官进入人体内部，对人身体内部原有的振动产生影响。老年人在欣赏音乐旋律的过程中，特别是听到自己熟悉或符合老年人时代的音乐旋律，就会自然而然产生亲切感，此时音乐旋律就会对老年人产生积极影响，调节老年人身体的频率，以及改善老年人的身体情况。

在此次活动进行之前，大部分老年人的生活十分单一且枯燥。由于年龄较大、身体行动不方便，大部分老年人在日常生活中活动范围仅限于房间内或房间门口的走廊。老年人各项身体指标随着年龄的增长不断退化，再加上长期不运动，导致老年人原本较差的身体情况产生各种疾病。在活动进行过程中发现，在音乐活动进入老年群体之后，老年人的生活变得丰富起来，其中一部分原本不爱出门运动或不爱与其他人交流的老年人逐渐变得开朗，甚至有一部分老年人表示在听到自己熟悉的歌曲时，脑海中会浮现出自己年轻时所掌握的几个舞蹈动作或自己见过的简单舞蹈动作，会不由自主地随着音乐而晃动。这一点反映出音乐的旋律能够刺激老年人的深层记忆，使老年人回忆自己年轻时的情景，从而为老年人带来积极向上和欢快的影响，促使老年人在身心愉悦中进行各种活动。

（三）被动式音乐疗法在老年群体中的实施结果分析

被动式音乐疗法进行之后所获得的效果不够明显，并且在改变了相关音乐活动方式之后，只有少部分老年人会认真聆听音乐，其他老年人对音乐并不感兴趣，并且会说一些推托语言从而不参与活动。从这里可以看出，老年人的注意力不能很好集中，所以需要通过不同的音乐形式来吸引老年人的注意力。

通过深入分析之后发现，之所以被动式音乐疗法在老年群体中的实施效果较差，主要的原因是：第一，此次被动式音乐疗法所面对的对象年龄较大，并且文化水平较低。音乐聆听需要聆听者本身有较高的文化修养，如果面对的对象在年轻时所听的音乐很少，就会导致在年老时不喜欢音乐。第二，养老院中的老年人日常生活较为单一枯燥，没有其他的娱乐项目，并且形成了这样的生活习惯，所以对于音乐聆听并不适应。第三，养老院的老年人大部分为丧偶老年人或空巢老年人，这些老年人从内心层面来看十分孤独，需要有发泄孤独情绪的渠道，但是这部分老年人不喜欢与他人进行交流沟通，所以通过音乐聆听的方式并不能够减少他们内心的消极情绪。从整体上来看，对老年群体开展主动式音乐治疗更为合适。

第六章　音乐治疗与大学生群体身心健康

在大学生群体中，由于考试、学业压力等因素的影响，其身心健康问题日渐增多。因此，探索音乐治疗在大学生身心健康方面的应用，具有重要的理论和实践意义。本章将探讨音乐治疗在大学生身心健康方面的应用，以期对今后的音乐治疗方案设计、实施和推广提供有价值的参考。

第一节　音乐治疗与大学生睡眠质量

现代社会的快节奏和高压力生活方式，使越来越多的大学生出现睡眠质量问题。在这种情况下，需要寻求有效的方法改善睡眠质量，降低大学生焦虑和抑郁等负面情绪的出现。音乐治疗作为一种非药物干预方法，已被广泛用于治疗各种心理和身体健康问题。如今，越来越多的研究表明，在大学生群体中音乐治疗可作为一种有效的干预手段，帮助大学生缓解压力、改善睡眠质量和提升心理健康水平。前文已经介绍了音乐治疗的概念、历史和原理，接下来将探讨其在大学生睡眠障碍中的应用和效果。通过本节，希望为改善大学生睡眠质量提供一些有益的建议。

一、睡眠与睡眠障碍

（一）睡眠

睡眠是生命运行的基本活动之一。睡眠对于任何一个人来说，都是一种绝对需要，如同食物和水，如果失去必然会对个体生命产生影响。任何生物都需要睡眠，其中一些生物如植物、昆虫等需要进行休息的周期较短，而另外一些生物如需要冬眠的动物休息周期较长。目前来看，关于睡眠的研究仍然处于初级阶段。

在心理学出现之前，大部分人认为人如果处于睡眠中，那么大脑将停止活动。巴甫洛夫认为睡眠是一种基于大脑皮质进行扩散的内抑制过程，做梦是一种大脑皮质局部的兴奋过程。在进入20世纪20年代后，德国精神科医生汉斯·勃格发明了脑电图仪，通过该仪器人们发现人处于睡眠时，大脑整体活动尽管没有清醒时那样活跃，但仍然在进行工作。脑电图仪的发明标志着人类开始通过科学方法研究睡眠的秘密。

现代医学研究发现，睡眠是人类必须经过的生理过程和心理过程，是一种不同的心理、生理现象循环的主动过程。在睡眠进行时，人的大脑以及心理活动仍然存在，能接受睡眠中枢的调节。

（二）睡眠的阶段

人在睡眠的过程中，大脑会产生各种变化。在清醒时，人脑所产生的是频率为14~30赫兹，并且波动为波幅较小的β波。人在闭目养神时，人的大脑所产生的是频率为8~12赫兹，一种波幅较大的α波。这两种波是判断人是否处在放松状态的一种典型指标。

随着心理学的发展，人们对睡眠的了解不断加深，当前根据人在睡眠时产生电波的变化形态将睡眠分为4个阶段：处于第一阶段的脑电波整体频率较低，并且波幅较小。在这一阶段中，人体会更加放松，呼吸会更加缓慢，但是容易因外界因素的影响而惊醒。这一阶段的持续时间大概为10分钟。处于第二阶段的大脑偶尔会出现短暂的频率较高，并且波幅较大的脑电波。在这一阶段中，个体被叫醒的概率较小，大概持续20分钟。处于第三阶段的脑电波频率会不断降低，波幅则会不断增大，甚至在一些情况下会出现睡眠锭，这一阶段整体大概为40分钟。处于第四阶段的脑电波大部分情况下是δ波。在这一阶段中，人体肌肉会进一步得到放松，并且身体的各项功能指标会变慢，这是深度睡眠阶段。这种深度睡眠持续时间为20分钟左右，并且在通常情况下前半夜持续时间较长，后半夜持续时间较短。

上述4个阶段的整体持续时间大概为90分钟，在此之后人的睡眠便会进入快速眼动睡眠阶段。在这一阶段，δ 波会逐渐消失，然后开始出现频率较高、幅度较小的脑电波，此时人的眼球会开始上下左右移动，并且梦境开始出现，这一段时长通常情况下为 5~10 分钟。在这一阶段过后会重复上述内容的 4 个阶段，然后在这 4 个阶段结束之后又会出现一次快速眼动睡眠阶段，但是此次相较于上一次持续时间更长，最后一次时长可以达到一小时左右。人在睡眠过程中会循环进行上述过程，直到最终醒来。但需要注意的是，通常情况下随着白天的到来，上述内容中的 4 个阶段的第三阶段和第四阶段会逐渐消失。

从现代心理学来看，是否进入深度睡眠是判定一个人睡眠质量高低的重要标准。一个人在一觉醒来之后的精神状态是衡量睡眠质量的初步标准。在日常生活中可以发现，一些人尽管睡眠时间较短但是睡醒后精力充沛，因为这些人在睡眠的过程中可以更快进入深度睡眠。大量相关试验已经证明，通过专业训练可以促使睡眠时间缩短，即只需要能够快速进入深度睡眠就能够提升睡眠的效率，从而使人在睡眠时间较短的情况下也可以保持充沛的精力。因此，睡眠质量决定了人体所需要睡眠时间的长短。

（三）睡眠的作用

当人处于深度睡眠状态中时，人的大脑会获得充足的休息，并且在这一段时间内人的身体会快速恢复。从生物角度来看，睡眠对人的身心有保护作用，因为对大部分动物而言是在黑夜睡眠，并且在黑夜时不需要进行觅食或预防其他野兽的袭击，所以更加能够保存身体能量。

从整体上来看，睡眠的作用主要体现在以下几个方面：

第一，睡眠可以消除疲劳，快速恢复体力。在睡眠过程中，人体疲劳会逐渐消除，并且人体内的肠胃等器官会共同制造能量物质并且进行储存。同时，由于人体在睡眠过程中体温、心率等方面会下降，因此使人体内分泌减少，基础代谢降低，进而促使体力快速恢复。

第二，睡眠可以帮助大脑恢复。人处于睡眠状态中时，大脑所需的氧气含量会降低，这样能使脑细胞更快储存能量。如果人的睡眠不足，在通常情况下会产生烦躁或易激动的情况，并且注意力难以集中以及记忆力下降等。如果人长期缺少睡眠，严重时甚至会出现幻觉。一般来说，人在有足够的睡眠之后思维会更加敏捷，记忆力以及注意力等方面会更好。

第三，睡眠能够增强人体免疫力。人体主要通过自身的免疫系统来对抗疾病，从而保护自己，睡眠可以促使人体产生抗体的能力得到提升。通常情况下，如果人本身有良好的睡眠质量，那么就会产生更强的免疫力，从而促使患病概率降低。

第四，良好的睡眠可以促进生长发育。对儿童而言，睡眠质量十分重要，因为良好的睡眠质量可以促使儿童分泌更多的生长激素，从而促进儿童的生长发育。对于成年人而言，生长激素也同样重要，生长激素不仅能够促进成年人体内蛋白质的合成，还有修复细胞以及缓解疲劳等方面的作用。睡眠相较于清醒状态，人体所分泌的生长激素会快速增加，特别是在进入深度睡眠之后，生长激素分泌数量会达到最高值。如果一个人睡眠不规律，睡眠质量较低，那么生长激素分泌量就会降低，从而导致人的生长发育受到影响。

第五，良好的睡眠质量可以延缓衰老，并且有利于美容。相关研究表明，绝大多数的长寿老年人拥有良好的睡眠质量。在睡眠过程中，皮肤的毛细血管循环增加，能够促进皮肤再生，因此良好的睡眠有助于美容。

（四）睡眠障碍的概念和分类

睡眠障碍指的是睡眠过程中所产生的异常，主要包括睡眠时间减少、睡眠时间过多，其中最为常见的是失眠症。

2005年，《睡眠障碍国际分类》第二版公布，其中列举了共计85项睡眠障碍，主要包括各种心理生理性失眠、情感障碍失眠、矛盾性失眠、创伤后心理压力失眠、睡眠卫生不良、药物所致失眠、适应性睡眠障碍等。

（五）常见的睡眠障碍

在各种睡眠障碍中，最为常见的睡眠障碍包括心理生理性失眠、情感障碍相关性睡眠障碍、梦魇、睡眠麻痹等。

1.心理生理性失眠

在烦恼的影响下，人就会对失眠产生恐惧，从而导致在睡觉时会强迫自己，进而导致自己精神更为紧张，难以进入睡眠。长此以往，病情就会加重，最终成为失眠症。除了由精神紧张而导致的失眠以外，还可能由环境变化或生理上的疾病引起失眠。通常情况下，因为这些原因而患上失眠的病人只是会向他人倾诉自己的失眠症状，但是很少提起其他方面的症状。从实际情况来看，如果睡眠问题长期难以解决，那么就会导致患有失眠症的人在白天也会出现各种问题，比如经常会感觉自己易于疲劳，身体状况不断下降，注意力下降以及记忆力衰退，这些症状又会反过来影响患者本身的睡眠质量。

根据相关统计，12%~13%的日本人被诊断为患有失眠症。从年龄和性别方面来看，日本的大部分中老年女性患有失眠症。除此之外，在那些具有完美主义倾向的人群中患有失眠症的人数较多。

2.情感障碍相关性睡眠障碍

情感障碍相关性睡眠障碍主要包括抑郁症、暴躁症等方面所引发的睡眠问题。对大部分抑郁症患者而言，基本上会伴有失眠症状。通常情况下，重度抑郁症会与重度失眠紧密相关。如果一个人出现失眠症状，那么大概率其当前正处于抑郁症阶段。所以，持续失眠的人大部分易患上抑郁症。

醒得比较早和入睡较为困难是抑郁症所引发睡眠障碍的两种主要表现。在大部分情况下，抑郁症患者会过早地醒来，或是在睡眠时难以快速进入睡眠状态。对健康群体来说，约有一半人能在白天进入短暂的睡眠，但是对抑郁症患者来说，只有不到1/5的人可以在白天进入短暂睡眠。换言之，抑郁症患者不仅在黑夜时难以入睡、在第二天较早醒来，并且在第二天白天也难以让自己进入短暂睡眠状态中从而恢复精力。

3.梦魇

简单来说，梦魇指的就是人在睡眠过程中做噩梦。近年来随着生活节奏的加快，人们所面临的压力不断增加，烦恼不断增多，很多人希望自己可以在睡梦中寻找到更多快乐。但是很多人即使在睡梦中也会受到各种因素的扰乱，在强烈的恐惧中醒来，并且难以继续进入睡眠状态。这种由持续噩梦所导致的睡眠障碍就是梦魇。通常情况下，如果人被噩梦惊醒，往往能够将噩梦的部分内容清晰地描述出来，此时如果想再次入睡，就会因为刚才的噩梦而难以入睡。

4.睡眠麻痹

睡眠麻痹又被称为睡眠瘫痪，在日常生活中又被人称为"鬼压床"。在以往，人们认为这种睡眠麻痹现象是一种超自然现象。根据美国的一份研究报告，约有一半的人一生中至少会经历一次睡眠麻痹。睡眠麻痹时，人会感觉到自己的大脑无法控制自己的身体，并且会产生喘不上气的感觉。通常情况下，睡眠麻痹会持续几分钟或几秒钟。如果个体意识到自己处于睡眠麻痹状态中，可以通过活动走出睡眠麻痹。

导致出现睡眠麻痹现象的原因有很多，如睡眠质量较差、睡觉时间过多、睡姿影响及精神压力过大等。要想缓解这一症状，人们需要调整自己的作息时间，改善睡眠环境，或是保障充足的睡眠时间。

二、音乐治疗改善大学生睡眠质量的分析

（一）研究假设

音乐治疗可以提升大学生的睡眠质量。

（二）试验对象

本次试验主要选择了山西某大学的20名在校大学生，主要采用的方法是问卷调查法，所有试验对象均是自愿参与。最后发出问卷共计56份，收回问卷51份，有效率为91%。在问卷回收之后立即进行分数统计，选择其中20名分数超过8分的学生作为研究对象。通过随机抽取的方法从这20名学生中选择10名作为试验组，另外10名作为对照组，并且记录下这20名学生接受音乐治疗之前的睡眠质量分数。

试验组：学生1的睡眠质量分数为13；学生2的睡眠质量分数为15；学生3的睡眠质量分数为14；学生4的睡眠质量分数为12；学生5的睡眠质量分数为9；学生6的睡眠质量分数为13；学生7的睡眠质量分数为18；学生8的睡眠质量分数为16；学生9的睡眠质量分数为20；学生10的睡眠质量分数为17。

对照组：学生1的睡眠质量分数为10；学生2的睡眠质量分数为17；学生3的睡

眠质量分数为15；学生4的睡眠质量分数为9；学生5的睡眠质量分数为13；学生6的睡眠质量分数为20；学生7的睡眠质量分数为10；学生8的睡眠质量分数为16；学生9的睡眠质量分数为18；学生10的睡眠质量分数为17。

（三）研究工具

本次主要研究工具为匹兹堡睡眠质量指数（Pittsburgh sleep quality index，PSQI）量表。使用和统计方法为：使用该量表评定被试者最近一个月的睡眠质量，该表由19个自评和5个他评构成，其中第19个自评和第5个他评不参与记分。在本次试验中参与记分的是18个自评，每个条目等级为0~3级，各成分得分累计为总分，总分范围为0~21分，分数越高代表睡眠质量越差。

（四）研究过程

本次研究主要分为三个阶段，第一个阶段为建立关系阶段，第二个阶段为实施干预阶段，第三个阶段是数据统计和分析阶段。

1.建立关系阶段

在进行音乐治疗之前，工作人员和所有试验组的大学生进行了会谈，以此来收集这些试验对象的背景信息以及其他方面情况，从而了解大学生的睡眠情况。同时通过向大学生介绍音乐治疗方法来和大学生建立良好关系。第一阶段是试验的重要环节，会对整个试验产生重要影响。这一阶段主要有三个步骤。

第一步，收集大学生的背景资料。在音乐治疗开始之前，工作人员需要根据最终治疗目标了解大学生的背景信息，比如大学生的文化背景、行为特点以及患病历史等。除此之外，工作人员还需要了解大学生的音乐能力、音乐喜好等。

在背景信息评估表中设置了"是否接受过音乐培训"这一话题，主要是为了了解大学生在入睡过程中是否有焦虑情绪，大学生是否了解到自己焦虑情绪源于何处，从而以此为基础来对大学生进行有针对性的音乐治疗。最终调查结果显示，试验组的10名大学生都存在因为焦虑而导致入睡困难的问题。具体结果如下所示：学生1表示自己在入睡时的焦虑情绪主要源于期末考试；学生2表示自己在入睡时的焦虑情绪主要源于主持人大赛；学生3表示自己在入睡时的焦虑情绪主要源于期末考试；学生4表示自己在入睡时的焦虑情绪主要源于英语辩论赛；学生5表示自己在入睡时的焦虑情绪主要源于父母催自己找男朋友；学生6表示自己在入睡时的焦虑情绪没有明确指向；学生7表示自己在入睡时的焦虑情绪主要源于期末考试；学生8表示自己在入睡时的焦虑情绪主要源于期末考试；学生9表示自己在入睡时的焦虑情绪无明确指向；学生10表示自己在入睡时的焦虑情绪主要源于追求喜欢的女生却被拒绝。

从上述结果可以看出，有4名大学生表示自己在入睡时的焦虑情绪主要源于期末考试，有2名大学生表示自己在入睡时的焦虑情绪没有明确指向，有2名大学生表示自己在入睡时的焦虑情绪源于相关比赛，有2名大学生表示自己在入睡时的焦虑情绪源于感情方面。

第二步，向大学生介绍音乐治疗方法。在此过程中，工作人员根据大学生的实际需要与音乐治疗师商定治疗目标，并且采用不同的音乐治疗方法。在对大学生进行访谈的过程中发现，很多大学生对音乐治疗存在一定的认识误区，这种误区主要体现在两个方面：第一，部分大学生认为音乐治疗就是一种听音乐治疗疾病的方法，认为音乐治疗就是音乐治疗师在得知自己得了哪些病的基础上选择合适的音乐就能够治好这些病。但是事实上，在音乐治疗中也需要患者和音乐治疗师进行互动。除此之外还发现，由于大学生本身存在这一方面的错误认知，所以在日常生活中他们不会有意识地探索自己产生问题的原因，错误地认为只要听一些音乐就能够治好这些疾病。第二，很多大学生认为音乐治疗就是在治疗过程中做各种音乐游戏，特别是一些大学生看到音乐治疗场所中有各种乐器时，就认为音乐治疗是一种十分简单的音乐游戏活动，从而导致大学生没有严肃地对待音乐治疗。所以在正式开始音乐治疗之前，工作人员应介绍音乐治疗的主要方法以及整个过程，以便让大学生对音乐治疗有较为清晰的认知。

第三步，工作人员对所有试验对象强调保密原则。在正式进行音乐治疗之前，向所有大学生强调保密原则是重要环节之一。因为一些大学生所产生的焦虑情绪是受其原生家庭的影响，所以需要了解这些大学生的成长环境、成长过程以及家庭中存在的矛盾，从而找到焦虑情绪的源头。强调保密原则可以帮助大学生放下戒备心理，从而在音乐治疗过程中展现出其真实的一面。

2.实施干预阶段

在实施干预阶段，主要是对试验组大学生进行个体音乐治疗干预。个体音乐治疗干预每周进行一次，每次持续时间在1小时左右，共持续8周。对照组大学生不进行任何方面的干预。在试验完成之后对试验组和对照组的所有大学生发放PSQI睡眠指数量表并且统计分数。在每次音乐治疗中都分为4个阶段进行，具体为摄入性会谈、针对性音乐治疗、音乐催眠以及总结。

（1）摄入性会谈

摄入性会谈是一种心理咨询过程，是心理咨询的第一步，主要目标是确定心理咨询的内容以及范围。在大学生进入音乐治疗室之后，首先需要对大学生进行摄入性会谈，时长为5分钟。工作人员根据最终测量结果以及背景评估情况来与大学生进行深入交流。如果通过深入交流发现焦虑情绪是导致大学生睡眠困难的重要原因，那么就需要在音乐治疗过程中找到产生这些焦虑情绪的原因，从而采用更具针对性的音乐治疗方法。需要注意的是，上述内容中对大学生进行焦虑情绪方面的统计表只是作为一种参考，在这里还需要考虑另外两种情况：第一种情况，大学生表示自己焦虑情绪的来源可能并不准确。例如其中一位大学生表示自己之所以会产生焦虑情绪在于追求喜欢的女生时被拒，但是通过与其深入交流发现这名大学生之所以会产生焦虑情绪主要是自我评价较低，并且有以偏概全的错误认知。第二种情况，在音乐治疗的过程中导致大学生入睡时产生焦虑情绪的来源可能发生改变。比如上述内容中有一名学生表示自己的焦虑情绪来源为即将到来的英语辩论赛，但是在摄入性会谈阶段发现，由于英语辩论赛已经结束，该学生表示自己不会再因为这一辩论赛而感到焦虑，针对这一情况就必须调整治疗思路。

（2）针对性音乐治疗

进行完摄入性会谈之后，开始进行针对性音乐治疗。这一阶段的总持续时间为30分钟。在这一阶段，那些焦虑情绪有明确指向的大学生需要通过音乐治疗来降低他们的焦虑情绪，对于焦虑情绪没有明确指向的大学生而言，这一阶段是通过音乐治疗帮助他们找到焦虑情绪的来源，并且以此为基础选择合适的音乐治疗方法进行干预。总体上来看，在这一阶段中主要运用了以下几种音乐治疗方法进行干预。

一是通过音乐进行肌肉放松。这种方法是接受式音乐治疗的基本方法之一，目标在于引导治疗对象能够进入一种完全放松的意识状态。在这样的状态下，治疗对象能够更加自然地进入自己的内心世界中，从而更好地解决问题。需要注意的是，这里所说的放松与日常生活中所说的放松存在一定区别。在日常生活中，很多人由于压力的存在会处于正常状态，但在睡眠的过程中身体某些部位依然会处于紧张状态。在这种状态转换的过程中，治疗对象会在思维方式、感知、情绪表达等方面发生变化。很多接受式音乐治疗方法以放松肌肉为第一步，只有治疗对象在一定程度上进入了这种意识转换状态后，才能够进行下一步的音乐治疗。音乐肌肉渐进放松主要可以分为4个阶段，具体为准备阶段、导入阶段、放松阶段和导出阶段。在准备阶段，音乐治疗师先让治疗对象躺下，并且调整为自己感到舒服的姿势。在导入阶段，音乐治疗师通过引导语来促使治疗对象进入放松状态。比如"当你呼吸时，这些不愉快的东西都会随着呼吸被呼出去"等。在这一阶段，音乐治疗师的语速较为缓慢并且语气柔和，从而为接下来的放松阶段做好铺垫。在放松阶段，开始播放音乐。为了在此过程中不让大学生产生其他不必要的情感体验，所以选择一些没有明显旋律结构的音乐作为放松音乐，这样的音乐能够使大学生更快更好地进入放松状态。在音乐响起之后，音乐治疗师通过各种引导语来帮助大学生进一步放松。在这一过程中，音乐治疗师需要注意自己语速的平稳和缓慢，并且需要注意停顿时机，以此来帮助大学生充分感受放松的感觉。在导出阶段，音乐治疗师逐渐将音乐声音调低，最终关掉音乐，并且通过各种引导语来引导大学生逐渐进入清醒状态。通常情况下所使用的引导词有："现在请你感受一下身下的床""当你感觉舒服的时候慢慢睁开眼睛"等。

二是安全岛技术。这种方法是接受式音乐治疗方法中音乐想象的一种，是一种资源取向的音乐治疗。在安全岛技术中主要分为三个阶段，第一个阶段是放松阶段，第二个阶段是想象阶段，第三个阶段是导出阶段。在具体方法方面，第一个阶段和第三个阶段所使用的方法和肌肉渐进放松基本一致。安全岛技术的想象阶段主要是：音乐治疗师开始播放音乐，以此来引导大学生进行想象。在安全岛技术中所使用的音乐通常情况下是轻柔的音乐，并且伴有一些自然音效，比如虫叫声、鸟叫声、溪流声音等，没有歌词。相较于音乐肌肉渐进放松阶段所使用的音乐，安全岛技术中所使用的音乐也不能有明显的情绪起伏，这样能够保障大学生在治疗过程中不会产生不必要的情绪。这一阶段的持续时间为15~20分钟，使大学生能够在音乐治疗师的引导下想象出美好的画面。

当大学生描述出自己脑海中所想象出的画面或场景之后，音乐治疗师开始围绕大学生的想象内容进行引导，并且和大学生进行对话。在这一环节中，音乐治疗师的主要目标是促使大学生沉浸在自己所想象的美好画面中，然后通过大学生的体验、感觉等方面来询问大学生所感受到的内容，从而引导大学生重复体验这种美好的感觉。需要注意的是，在进行安全岛技术想象的过程中，音乐治疗师引导大学生进行想象主要是为了使大学生体验到这种想象中美好的感觉，因此体验是第一位的。在进行想象的过程中，音乐治疗师需要避免大学生进行漫游式的想象，且想象的场景会不断变化，同时也需要避免大学生在想象的过程中产生故事情节。从整体上来看，音乐治疗师必须通过各种语言引导促使大学生通过想象构建出一个较为固定的场景或画面，并且要在这样的场景或画面中强化大学生的体验。

在研究过程中发现，一些长期处于紧张状态的大学生并不知晓放松是怎样的感觉，在进行安全岛技术干预之后，能从这些大学生的情绪以及神态等方面发现有一定改善，也能感觉到这些大学生相较于以往更加镇定。在音乐治疗中，安全岛技术最常被应用于心理创伤干预阶段，音乐治疗师可以通过该技术促使大学生的情绪进入稳定状态，然后通过各种方法对心理创伤进行处理，从而帮助大学生稳定情绪。高天教授曾经指出，安全岛技术在临床上是一个十分有效的评估工具，通过安全岛技术可以确定治疗对象的情绪稳定程度。

三是音乐系统脱敏。音乐系统脱敏源于行为主义心理学疗法的系统脱敏疗法，能够有效地缓解治疗对象的焦虑情绪或恐惧情绪。系统脱敏疗法的基本思想是让一个可以引起微弱焦虑的刺激在治疗对象前不断暴露，而治疗对象可以对这种微弱刺激进行对抗，从而使这种刺激逐渐失去其原有的引起焦虑的作用。交互抑制理论认为，焦虑和放松两种状态不可能同时出现在一个人身上。在音乐治疗过程中，音乐治疗师可以先通过肌肉渐进放松法来促使大学生放松，然后引导大学生想象出让其产生焦虑情绪的场景，如果在此过程中大学生感到焦虑，那么就需要使用音乐放松的方式来使大学生放松，从而抑制大学生的焦虑感。对一些特殊的大学生而言，比如有状态性焦虑的大学生，音乐系统脱敏疗法可以采用不同的工作程序。下面将介绍本次试验中的音乐系统脱敏案例。

学生6是一名大四女生，在对其访谈的过程中发现该学生成长于一个单亲家庭，从小由母亲抚养长大。根据其本人的描述，在其母亲和父亲离婚之后，母亲变得十分急躁，所以从小对她有很高的要求。因此该学生经常因为一些鸡毛蒜皮的小事和母亲吵架，并且每次吵完架之后又感到后悔。在参加本次试验之前，该学生由于老师布置的任务没有完成，害怕和自己的老师见面。除此之外，该学生还害怕和自己的同学见面，害怕考试，害怕自己一个人夜晚在大街上行走。另外，在与该学生访谈的过程中发现该学生在谈到很多问题时都会产生焦虑情绪，尽管意识到自己的焦虑情绪莫名其妙，但是自己无法控制。针对该学生的情况，在试验过程中使用了音乐系统脱敏疗法对其进行干预，具体分三步：第一，建立焦虑等级表。音乐治疗师让学生6列出让自己感到焦虑的十项内容，并且对这些内容进行打分，最能够引起自己焦虑的打10分，最少能够引起自己焦虑的打1分，最终得出的结果是：和导师见面评分为10分，在寝室和其他室友相处评分为9分，和导师通电话评分为8分，和母亲通电话评分为7分，和父亲通电话评分为6分，一个人在实验室做实验为5分，晚上一个人在街道上行走为4分，写论文时为3分，在教室和同专业同学一起上课为2分，和导师的助理讲话为1分。第二，进行放松训练。在上述基础上进行放松训练，时长一般为8~10分钟，具体步骤在前文肌肉渐进放松已经叙述，在这里不再赘述。第三，实施脱敏。在治疗过程中，音乐治疗师引导该学生想象和导师助理讲话的场景，并且在其想象过程中播放舒缓的音乐，持续时间为3~5分钟，然后关掉音乐，再引导该学生想象下一个场景。整体按照这种程序，从1分场景到10分场景对该学生进行脱敏治疗，最终促使该学生想象自己和导师见面时不会再产生焦虑情绪。

学生2是一位本科一年级的女生，在摄入性会谈阶段中了解到该学生报名了主持人大赛，并且在报名之后便开始积极准备此次主持人大赛，但是她从未参加过这种比赛，平时也很少在公众场合讲话，因此担心自己表现不如意。该学生表示，自己在报名之后每天晚上睡觉时都会产生自己表现不如意的画面，直接影响了睡眠质量。同时，该学生表示除了这件事情以外，在日常生活中其他事情不会影响自己的睡眠质量。基于此，判断出该学生属于状态性焦虑，因此选择了针对状态性焦虑的音乐系统脱敏疗法。

相较于针对特质性焦虑的音乐系统脱敏疗法，这种脱敏方法与其存在较大不同。因为引起该学生产生焦虑情绪的事件或场景是单一的事件或场景，所以需要音乐治疗师帮助该学生从时间和空间两个维度在想象中建立引发焦虑情绪的事件或场景。同时，在这一过程中不需要建立焦虑等级表，通过各种音乐来帮助该学生放松即可。整个过程为音乐治疗师通过引导性语言帮助该学生想象相应场景，之后询问该学生产生的感受，如果该学生表示自己不再紧张，那么就进入下一个场景的想象。如果该学生表示仍然会产生紧张感，那么就需要音乐治疗师继续进行音乐放松，直到学生想象出自己站在舞台上已经不再产生紧张感觉，此时脱敏结束。最后音乐治疗师将学生唤醒，整个治疗就此结束。

四是针对性积极资源强化。针对性积极资源强化属于半指导性音乐想象中的一种治疗方法。其中，针对性指的是针对学生存在的问题，积极资源强化指的是将大学生所产生的积极体验进行放大或强化。所以在进行针对性积极资源强化的过程中，音乐治疗师会对大学生的实际问题进行了解，然后以实际问题为基础和大学生讨论对其本身所产生的影响，然后指导大学生通过一句话将这种自我评价描述出来。比如一个人由于某次失败而产生的"我是无用之人"的自我评价等。然后音乐治疗师需要和大学生进行沟通，引导大学生在自身的实际经历中找到与这次负面经历相反的经历，然后帮助大学生在音乐想象的引导中体验这种积极经历，同时将这种积极经历的效果放大，帮助大学生改善因为负面生活事件所产生的错误认知。

学生10是一名大学二年级男生。在访谈中了解到该学生是在追求自己喜欢的女孩被拒绝之后产生焦虑，并且产生了"周围人都用异样眼光看我"的错误认知。这种错误认知既导致该学生产生了较低的自我评价，也使该学生在实际学习生活中十分苦恼，还影响其正常睡眠。鉴于这种情况，音乐治疗师选择了针对性积极资源强化方法对该学生进行干预。通过与该学生的深入访谈了解到，该学生曾经在大学一年级时成功地在一次课堂教学过程中完成了教师所分配的任务，并且是唯一完成教学任务的学生，这让他极有成就感。同时其他学生向他请教如何完成此次任务，他向其他学生讲解了完成任务的过程，并且帮助其他学生完成了这一任务。以此次事件作为该学生的具体资源，然后对该学生进行针对性积极资源强化，具体过程为：音乐治疗师为该学生播放轻松的音乐，这一过程是音乐肌肉渐进放松的前三个阶段；播放和该学生积极体验相吻合的音乐，同时对该学生进行语言引导。通过这次治疗，该学生表示感觉自己很有力量。从整体上来看，这是一种将体验放大的音乐治疗方法，并且获得了良好效果。

五是即兴演奏。学生5是一名大四女生，在背景评估过程中了解到该女生因为父母催自己找男朋友而产生的焦虑情绪，从而影响了该女生的睡眠质量。同时，该女生曾经学习过一段时间的手风琴，并且喜欢音乐，有良好的乐感。在建立关系阶段以及第一次音乐治疗中治疗师了解到，在开学前该女生的父母就不断为其安排相亲，该女生称每次父母给自己安排相亲就像一次需要完成的任务，这导致她整个假期过得十分压抑。开学之后，她的父母每星期都会打三次左右的电话，并且每次都催促她找男朋友，这让该女生十分无奈。前段时间，该女生由于忍受不了父母对自己的催促，所以和父母大吵了一架，在这之后该女生没有和其父母联系。之后该女生因为自己和父母大吵一架感到十分后悔，觉得自己对父母不够孝顺，但是又不想主动和父母联系，最终导致该女生产生了较强的焦虑情绪。针对该女生的实际情况，在音乐治疗过程中音乐治疗师选择了即兴演奏治疗方法对其进行干预，具体过程为：音乐治疗师首先向该女生介绍了音乐治疗室中的各种乐器，并且让该女生挑选一种乐器，最后这位女生挑选了非洲鼓。然后音乐治疗师表示可以利用非洲鼓随意进行演奏，由于该女生有学习音乐的经历并且拥有良好的乐感，所以在短时间内即进入演奏状态，在此过程中音乐治疗师和该女生进行配合，最终和该女生建立了相互信任的关系。在这一过程中，该女生表现得十分投入，并且十分兴奋。音乐治疗师根据该女生的演奏使用其他乐器配合进行演奏，时长约为5分钟。

之后音乐治疗师为该女生设定了一个主题,主题名为"想对父母说的话"。然后音乐治疗师先让该女生回想自己在被父母催促时所产生的情绪,之后想一下自己应该对父母讲哪些话,最后再通过敲击非洲鼓的方式把自己想要对父母说的话表达出来。在提出该要求之后,该女生的演奏较为混乱,并且由于力道较大,所发出的声音音量也比较大,音乐治疗师看出该女生此时十分愤怒,甚至好几次是用拳头击鼓。在这一阶段,音乐治疗师模仿该女生的节奏也进行了混乱的演奏。随后该女生的演奏逐渐平静,并且开始放声大哭。音乐治疗师在该女生情绪平稳之后,开始与其进行交谈并且对刚才的演奏进行讨论。

在这一过程中,该女生表示自己对父母不断催促自己找男朋友的行为十分愤怒,并且表示自己十分委屈,因为现在父母认为自己不孝顺并且自私。同时,该女生也表示出自己每次和父母吵完架之后,会产生自己不应该向他们发脾气的感觉。

在该女生的情绪逐渐恢复之后,音乐治疗师进行了下一阶段的演奏。音乐治疗师引导该女生想象音乐治疗师是她的母亲,并且引导该女生想象一下母亲希望自己说些什么话,并且通过演奏的方式进行表达。在该女生进行演奏的过程中,前半部分该女生显得很不耐烦,并且演奏也十分混乱,但是在进入后半段之后该女生的演奏开始变得有序和平缓。音乐治疗师观察到此时该女生的内心已经产生变化。随后音乐治疗师叫停演奏,并且和该女生一起对刚才的演奏进行讨论。

在讨论的过程中,音乐治疗师询问了该女生在这一次演奏中前后部分产生变化的原因。该女生表示,她在演奏过程中回想了自己的经历,并且表示自己已经理解为什么父母不断催促自己结婚。该女生表示,在家乡大部分女生会在20岁左右结婚,所以当其他人问起该女生父母此事时,她的父母往往会产生尴尬的感觉。在接下来的讨论过程中,该女生表示自己对父母催自己尽快结婚的事开始有点理解。该女生表示由于自己常年在外读书,所以并不清楚父母在日常生活中会遇到哪些问题,因此没有充分考虑父母的感受。在接下来的即兴演奏中,音乐治疗师再次设定了"想对父母说的话"这个主题。在这一过程中,该女生的演奏更加冷静,节奏平稳有序,并且眼神相较于之前更加坚定。音乐治疗师在该女生进行演奏的过程中,也给予了相应配合。整个演奏过程时长2~3分钟,在演奏结束之后,该女生表示自己知道应该如何与自己的父母进行沟通了。

在此次即兴演奏的音乐治疗过程中，初级阶段的演奏目标主要在于让该女生将自己内心深处的负面情绪宣泄出来。在进行过程中发现，该女生尽管从外表来看表现较为平静，甚至在谈到自己的一些不愉快经历时也显得十分冷静，但是该女生在内心深处却压抑着较多负面情绪，再通过即兴演奏的方式帮助该女生发泄其内心负面情绪时，该女生才对自身存在的问题更加积极和客观地看待。在进入中级阶段之后，即兴演奏治疗的主要目标为引导该女生进行换位思考。音乐治疗师在该阶段进行过程中发现，该女生在与自己的父母产生矛盾之后，习惯性地将错误归咎于父母，没有考虑到自身存在的问题。在通过音乐治疗之后，该女生已经可以站在父母的角度考虑部分问题，从而产生了不同的理解。在该阶段结束之后，音乐治疗师表示明显感觉到该女生此时已经能够较为理性地分析自己与父母之间存在的矛盾，而不是在遇到矛盾之后无法解决。在最后阶段，音乐治疗师再次通过即兴演奏音乐治疗手段，强化了该女生的理性思考和积极的心态。

（3）音乐催眠

在音乐治疗进展过程中，音乐催眠这一过程时长约为25分钟。在进行音乐催眠的过程中，音乐治疗师首先会让所有学生在自己的指导下进行音乐想象，并且所想的内容基本为美丽的自然风光或其他方面的自然景色。在这一过程中，音乐治疗师播放了整体节奏较为舒缓的音乐，然后以此为基础引导所有学生进行音乐想象。比如，让学生想象自己走在一片绿色草地上，草地中有一条小溪，随着微风吹过，吹走所有烦恼，等等。这里的音乐想象目标主要是帮助学生缓解自身的心理压力以及焦虑情绪，从而在精神方面得到放松。然后进入音乐肌肉渐进放松阶段，以此来引导学生放松身体的各个部分。最后会加入一些引导睡眠的话语来帮助学生进入睡眠状态。

使用音乐催眠这一方法的目标主要在于帮助所有学生在身心放松的情况下逐渐进入睡眠状态。在此过程中，音乐治疗师表示其中大部分学生由于长期受到睡眠方面的困扰，很长时间已经没有体验过在完全放松状态下进入睡眠的感觉。因此，音乐治疗师希望通过音乐催眠这种方式使他们在没有任何焦虑情绪的情况下进入睡眠状态，并且充分体会这一感觉。在音乐催眠这一阶段结束之后，音乐治疗师向所有学生强调可以在入睡时再次体会这种感觉。

（4）总结

在每次进行治疗之后，音乐治疗师都会组织学生进行对此次治疗的讨论和总结，时长约为5分钟。在此过程中，音乐治疗师会让所有学生谈论此次音乐治疗之后的感受，并且总结在治疗过程中所产生的问题，同时进行记录。音乐治疗师也询问学生是否有其他导致睡眠质量不佳的问题，从而在下一次治疗中进行有针对性的处理。

3.数据统计和分析阶段

在所有音乐治疗干预结束之后，音乐治疗师对10名试验组大学生和10名对照组大学生进行再次检测，得出检测结果。同时将试验组和对照组的前测数据和后测数据输入SPSS 2.0软件中进行分析，具体结果如下所示。

试验组：学生1的SAS（焦虑自评量表，下同）分数为50分，PSQI为10；学生2的SAS分数为48分，PSQI为7；学生3的SAS分数为55分，PSQI为6；学生4的SAS分数为36分，PSQI为10；学生5的SAS分数为35分，PSQI为6；学生6的SAS分数为42分，PSQI为8；学生7的SAS分数为38分，PSQI为5；学生8的SAS分数为62分，PSQI为10；学生9的SAS分数为66分，PSQI为11；学生10的SAS分数为48分，PSQI为8。

对照组：学生1的SAS分数为62分，PSQI为13；学生2的SAS分数为64分，PSQI为14；学生3的SAS分数为60分，PSQI为18；学生4的SAS分数为70分，PSQI为12；学生5的SAS分数为66分，PSQI为13；学生6的SAS分数为52分，PSQI为20；学生7的SAS分数为55分，PSQI为16；学生8的SAS分数为72分，PSQI为10；学生9的SAS分数为73分，PSQI为13；学生10的SAS分数为63分，PSQI为18。

三、研究结果

对上述结果进行样本 t 检验之后，发现试验组和对照组大学生的PSQI分数未出现显著差异，这说明试验组和对照组同质。两组的前测数据具体结果为，试验组：SAS平均分为62.70，PSQI平均分为14.70。对照组，SAS平均分为

62.70，PSQI平均分为14.50。

对试验组和对照组前测与后测数据对照分析之后发现：第一，试验组大学生在经过音乐治疗干预之后焦虑分数明显降低，反映出音乐治疗干预可以有效降低大学生的焦虑水平。第二，试验组大学生的PSQI所得分数在音乐治疗干预之后有显著性降低，反映出音乐治疗干预可以显著提升大学生的睡眠质量。第三，对照组大学生无论在焦虑指数方面还是在睡眠指数方面，所得分数在干预之前与干预之后差距较小，反映出对照组大学生整体水平未发生较大变化，从而反映出试验组大学生睡眠质量之所以能够提高，是音乐治疗干预的原因。具体分析结果如下所示。

试验组：前测SAS平均分为62.70，PSQI平均分为14.70；后测SAS平均分为48.00，PSQI平均分为8.10。

对照组：前测SAS平均分为62.70，PSQI平均分为14.50；后测SAS平均分为63.80，PSQI平均分为14.70。

根据试验之后的数据结果可以发现，试验组大学生无论是在焦虑指数还是在睡眠指数方面得分都低于对照组的得分，这表明音乐治疗干预对试验组大学生的焦虑和睡眠质量产生了显著性效果。同时，音乐治疗干预可以降低大学生的焦虑水平和提升大学生的睡眠质量。

综上所述，在本次试验中对照组和试验组在进行音乐治疗干预之前的睡眠质量指数得分没有显著性差异，但是在音乐治疗干预之后试验组大学生睡眠质量明显提升，对照组则没有明显变化。这说明在本次研究中音乐治疗干预的确可以显著地改善大学生的睡眠质量。可见，音乐治疗干预是有效的。

第二节　音乐治疗与大学生焦虑症状

一、焦虑的概述

（一）焦虑的定义

焦虑，表示的是个体在面对威胁时所产生的紧张状态。从目前来看，由于学派的不同，对焦虑的定义存在一定不同，所以焦虑这一概念一直存在不同的观点。

精神分析学派弗洛伊德认为，焦虑是神经性的。在发展过程中，弗洛伊德又提出了新的看法，认为焦虑是在应对危险过程中产生的不适当反应或是对想象性危险的一种反应。

沙利文所推崇的人际关系本质的焦虑理论认为，人的焦虑离不开人际关系，焦虑之所以会产生是由人际关系破裂所导致的。卡伦·霍妮认为，焦虑产生的重要因素是环境作用，她指出环境会对人的心理和行为产生重要影响，其中不仅包括文化环境，也包括个体环境。

（二）焦虑的形成

在焦虑形成方面，一是生物学因素。达尔文的进化论观点认为情感沟通在人类生存方面发挥了巨大作用，所以情感的表达能在个体与他人进行社会交往的过程中向他人提供信息或信号，从而对个体行为进行协调，规避紧急危险。在达尔文观点的基础上，艾森克提出了开拓性理论，并且指出焦虑是人体大脑所产生的，是由边缘系统控制人的主观体验以及情绪反应。除此之外，一些学者认为焦虑是一种适应性生存的功能，能使个体在遇到威胁或危险时提醒个体做好准备，因此焦虑有相当大的存在价值。焦虑可以帮助且积极有效地避免威胁产生。遗传学认为，焦虑是基因和环境共同作用的结果，比如在儿童的发展阶段，环境和基因的相互作用容易导致儿童产生焦虑，如果一个儿童在发展阶段的恐惧抑制高于正常儿童，那么在成年之后产生特质焦虑的可能性也较高，所以人的生理发展水平会对焦虑的产生和发展产生影响。二是心理因素。个体在面对相同的压力时，一些个体会产生较轻的焦虑体验，另一些个体则会表现出较为严重的焦虑症状，之所以会产生这种不同的主要原因为不同个体有不同的心理素质。心理因素方面的影响可以总结为以下几个方面：第一，个体的自我认知和自尊。焦虑认知结构认为焦虑是通过人本身认知曲解所产生的，而自尊是个体的认知策略之一，所以那些会因为微小事件而引发焦虑的人往往都是在自尊方面存在高度焦虑的人。第二，认知偏差。焦虑的产生主要是个体在面对威胁时所反映出的注意偏差所造成的，如果威胁性刺激和非威胁性刺激同时出现，那么高度焦虑的个体会将自身的注意力放在威胁性刺激方面，而低度焦虑个体会将注意力更多地放在非危险性刺激方面。除了上述因素以外，人本身的忧虑性、紧张性等方面的性格特点也是导致个体产生焦虑的重要原因。三是社会因素。在人的成长过程中，家庭和学校会对人的成长产生重要影响。大量相关研究已经表明，一个人的家庭教育方式如果不合理，会增加儿童产生焦虑的概率，主要表现在以下几个方面：第一，在家庭生活中父母对孩子漠不关心；第二，父母答应孩子的事情或作出的承诺没有兑现；第三，父母在孩子养育方面较为消极；第四，家庭不健全，父母离婚或一方去世；第五，父母对孩子生理方面没有给予足够的重视和关爱。除了上述五个方面的表现以外，还有对孩子的过度限制、与孩子沟通不足等都是导致儿童产生焦虑的重要原因。

在学校方面，儿童和青少年在学校环境中十分容易产生焦虑症状，因为学校中的课堂气氛是引起儿童或青少年产生评价性情境焦虑的重要因素。除此之外，教师对儿童或青少年的教育方式方法也会对儿童及青少年产生影响，比如一些青少年容易冲动，遇事较为急躁，都和教师的教育方式直接相关。相关研究表明，如果教师和学生之间有良好且融洽的关系，那么学生往往在情绪情感方面能保持良好状态。

（三）焦虑的分类

1.特质焦虑和状态焦虑

美国佛罗里达州大学临床心理学家斯皮尔伯格将焦虑分为特质焦虑和状态焦虑，他指出，特质焦虑指的是相较于稳定个体所存在的差异。状态焦虑是一种由个体暂时紧张和忧虑等方面所引起的情绪起伏,并且个体的紧张程度会随时间的推移而产生变化,因此状态焦虑和危机以及压力源紧密相关,相较于特质焦虑,状态焦虑的程度更加严重。特质焦虑和状态焦虑的区别主要在于,特质焦虑是一种长时间存在并且较为稳定的人格特质,而状态焦虑是一种在遇到一些危险时所产生的临时性焦虑。从危害方面来看,特质焦虑对人体所产生的危害远远超过状态焦虑。

2.广泛性焦虑和情境性焦虑

广泛性焦虑指的是一种较为强烈的、自由的浮动性焦虑。广泛性焦虑没有明确目的和指向性,与个体所遇到的危险或突发事件存在关联,也可以说与所有威胁和突发事件没有直接关系。广泛性焦虑的独特性在于个体本身不能够对这种焦虑进行控制,也不能够控制自身内心所产生的消极感受。同时,在日常的学习与生活中,广泛性焦虑会对个体产生严重影响,甚至在一些情况下会导致人不能够正常进行工作和社会交往。情境性焦虑相较于广泛性焦虑,破坏性较弱。情境性焦虑是一种存在于特殊环境或特殊情境中而产生的焦虑,比如考试就会引发学生本身的不适应以及紧张情绪。

3.正常焦虑和病理性焦虑

在日常生活中,任何人都会因为外在因素的刺激而产生焦虑,所以所有个体都会有焦虑体验。在实际工作学习过程中,如果学习压力较大或遇到一些威胁时,人就会体验到不同程度的焦虑。通常情况下,低等到中等的焦虑情绪会对人的身心健康产生积极影响,因为这一范围内的焦虑可以帮助人们察觉到自己身边存在的危险情况,从而使人们可以及时准备应对这些危险情况。病理性焦虑是一种过度夸大威胁所产生的焦虑,指的是个体在分析或处理事情的过程中会将自身的注意力全部集中到自身内心的焦虑感受上,从而导致个体深入其中不能自拔。在病理性焦虑的影响下,个体往往会丧失部分社会交际沟通能力,并且会对所产生的问题以及其他事情采用回避态度。如果病理性焦虑不及时解决,必然会引起人内心产生更多心理障碍,从而影响到人本身的身心健康。

二、音乐治疗对大学生焦虑症状干预的研究流程和设计

（一）研究方法的设计

1.研究目的和研究方法

此次研究的主要目的是通过音乐治疗来引导大学生进入身体放松状态，通过积极的引导语来引导大学生放大自己的积极情绪或积极经历，随后运用音乐想象以及音乐歌曲讨论等方式，获得更多积极向上的情感情绪体验，最后达到预先设计的治疗目的。在此次研究中，主要使用问卷调查法和测量法来收集数据，其中主要包括焦虑自评量表、自制的大学生适应能力和个人音乐偏好调查问卷。然后以此为基础通过试验法进行干预，并且安排对照组和试验组分别进行测量，从而对试验前后的音乐治疗效果进行评估，最后得出结论。

2.测量工具

测量工具主要为焦虑自评量表、抑郁自评量表以及大学生适应能力调查问卷、大学生日常应激量表。其中，焦虑自评量表主要使用了4级评分标准。该量表得分在50分以内为正常，50~59分为轻度焦虑，60~69分为中度焦虑，70分以上为重度焦虑。抑郁自评量表评分标准也分为4个等级，其中得分在53~62分为轻度抑郁，63~72分为中度抑郁，72分以上为重度抑郁，并且得分在50分以上的被看作有抑郁症状表现。大学生适应能力调查问卷中共设计有50道题，主要评分标准为5个等级，得分越高代表学生适应情况越差，得分越低代表适应情况越好。大学生日常应激量表评判内容主要分为三项：一是学习方面的应激情况；二是社会方面的应激情况；三是一般情况下的应激情况。评分标准为1~6级，共有30道题，得分越高代表应激水平越高。

3.研究对象和抽样

研究对象为某高校音乐学院的新生，专业主要为音乐表演和音乐理论专业，年龄范围在17~23岁，共计有300名学生。在发放问卷之后，从回收的有效问卷中筛选出符合条件的30名学生作为研究对象，并且分为试验组和对照组，每组各为15人。其中，对试验组的15人进行音乐治疗干预，对照组不进行音乐治疗干预。

（二）干预方案的制定

第一次音乐治疗干预时长约60分钟，主要内容包括向学生讲解音乐治疗的原理，引导学生进行暖身活动，体验音乐律动，对学生进行音乐肌肉渐进式放松、对学生进行指导性音乐想象，组织学生形成团体对体验进行交流讨论并且布置作业。第二次音乐治疗干预时长约50分钟，主要内容包括引导学生进行暖身活动，体验音乐律动，对学生进行音乐肌肉渐进式放松，对学生进行指导性音乐想象，组织学生形成团体对体验进行交流讨论并且布置作业。第三次音乐治疗干预时长约50分钟，主要干预内容包括引导学生进行暖身活动，体验音乐律动，对学生进行音乐肌肉渐进式放松，对学生进行指导性音乐想象，组织学生形成团体对体验进行交流讨论并且布置作业。第四次音乐治疗干预时长约为60分钟，主要内容包括引导学生进行音乐肌肉渐进式放松，对学生进行指导性音乐想象，组织学生进行歌曲讨论，即对学生所喜欢的三首歌曲进行讨论，组织学生形成团体对音乐体验进行交流讨论并且布置作业。第五次音乐治疗干预时长约为60分钟，主要内容包括引导学生进行音乐肌肉渐进式放松，对学生进行指导性音乐想象，组织学生进行歌曲讨论，即对学生所喜欢的三首歌曲进行讨论，组织学生形成团体对音乐体验进行交流讨论并且布置作业。第六次音乐治疗干预时长约为60分钟，主要内容包括引导学生进行音乐肌肉渐进式放松，对学生进行指导性音乐想象，组织学生进行歌曲讨论，对学生所喜欢的三首歌曲进行讨论，组织学生形成团体对音乐体验进行交流讨论并且布置作业。第七次音乐治疗干预时长约为70分钟，主要内容包括引导学生进行音乐肌肉渐进式放松，对学生进行指导性音乐想象，组织学生形成团体对音乐体验进行交流讨论，进行音乐治疗活动结束之后的总结，填写量表完成试验后测。

（三）音乐治疗的设计

1.治疗音乐的选择

治疗音乐的选择是音乐治疗过程中重要的组成部分之一，所以音乐选择以及创作等方面对治疗具有十分重要的作用。在音乐治疗过程中，需要能够充分利用音乐作用于人体的原则，通过支持、共情、暗示以及引导等方法来激发学生的内心感受和情绪体验，因此所选择的音乐应该具备可以促使人产生身体放松、心灵净化等感觉的特征。音乐治疗过程中的治疗音乐应包含不同文化背景、不同历史时期、不同节奏、不同旋律以及不同的音乐体裁。

除此之外，选择的治疗音乐在旋律方面应该悦耳轻柔，不能有尖锐的音色，也不能有较为复杂的节奏类型，同时还需要充分与学生的文化水平、社会背景、性格特点，以及音乐理解水平、音乐爱好等方面相结合。这就需要在选择音乐或制作音乐的过程中实现目的性和针对性，这样才能够发挥出音乐治疗的作用。在音乐治疗过程中不能不进行任何的前期调查或不进行任何分析而随意进行音乐选择。因为如果没有经过前期调查而随意选择音乐，可能导致音乐治疗效果受到负面影响，同时也有可能导致学生对音乐治疗产生误解，不利于音乐治疗的发展。治疗音乐的选择必须充分结合学生的个性风格、音乐接受能力以及文化水平等方面，这样才能够对学生进行具体评估，选择出具有针对性的治疗音乐，达到更好的治疗效果。

2.治疗音乐的编创

在本次试验中主要编创了三套不同题材的治疗音乐，每套治疗音乐的时长在30分钟左右。之所以对治疗音乐的时长进行控制，主要是考虑到大学生的实际情况，如果治疗音乐的时长过长，就容易在治疗过程中导致大学生产生疲劳或烦躁等问题；如果时间过短又难以达到应有的治疗效果，所以需要把握好治疗音乐的时长，这是获得良好治疗效果的重要影响因素。在前三次的音乐治疗干预过程中，主要使用《小溪》这一套治疗音乐，后四次音乐治疗在结合学生本身接受程度的基础上选择《大海》这一套治疗音乐。

在导入语和音乐肌肉渐进式放松的时间方面，时长控制在8~10分钟，这种时长更加有益于学生身体适应新的环境以及想象空间，同时这种时长能够帮助学生更快地进入想象状态。音乐想象的时间控制在15分钟左右，因为音乐想象是音乐治疗干预的重要组成部分，需要学生在音乐治疗过程中能够通过音乐节奏力度等方面来进行联想或想象，最后实现意志同构的关系。导出的时长为5分钟左右，主要是对学生的想象进行引导和训练，并且促使学生将在音乐想象过程中所产生的积极情绪融入现实，以此来巩固治疗效果。

三、干预流程和结果

（一）音乐治疗干预的内容和实施

在此次音乐治疗干预过程中，主要分为三个阶段进行：第一个阶段是创建阶段，第二个阶段是发展阶段，第三个阶段是巩固和完善阶段。每个阶段都是先通过音乐渐进式放松帮助学生进行身心放松，然后通过指导性音乐想象来引导学生进行联想和想象，最后是反馈与讨论。此次音乐治疗干预的场所在该高校音乐学院的排练厅。这个环境安静，温度适中，光线较为柔和，适合开展音乐律动活动。除此之外，音乐治疗室应选择在一个有良好隔音效果且温暖温馨的独立空间。其中，舒适的座椅能够帮助学生进行身体放松。在座位摆放方面，以音乐治疗师为中心围成一个圆圈，这样有利于音乐治疗师和所有学生进行交流。在治疗过程中有助手对整个试验过程进行记录和观察，并将获得的试验信息数据进行反馈，用于后续的数据分析。

1.创建阶段

在创建阶段，相关工作人员向所有小组成员介绍音乐治疗活动的原理，进行过程中的治疗方法、干预方式以及所要达到的治疗目的。与此同时，相关工作人员还宣布了在治疗过程中的基本纪律，并且向所有成员提出了一定要求，具体为：所有小组成员在集体活动中必须避免说出一些伤害性语言或做出伤害性行为；所有成员都需要尽最大努力做到真实，并且开放自我。另外，相关工作人员组织所有成员进行自我介绍以及互动活动，以此使成员之间更熟悉，加强成员之间的了解程度，从而建立信任关系。

（1）热身活动

整个热身活动的时长约为10分钟，这是音乐治疗创建阶段的第一部分内容，主要是将音乐和律动游戏等方面进行结合，以此来活跃气氛，拉近成员之间的距离，为下一项活动打好基础。热身活动的时间控制在10分钟左右，主要通过各种律动游戏来展开热身活动，具体为将试验组的15名学生按照男女生分为两个小组，并且安排两个小组围成两圈，其中女生围成内圈，男生围成外圈，女生和男生相对而站。

在位置确定完成之后，通过4个8拍的拍手游戏，每一个8拍外圈的男学生向右走一步，这样能够保证所有学生都有相互接触的机会，从而使不同组员之间的交流频率得到提升，加强不同组员之间的关系。

在第一次音乐律动活动中，没有播放音乐，而是通过所有成员喊口号和打拍子来进行。在开始阶段，由于男生和女生相对而站，所以一些学生会产生害羞的情绪或是出现跟不上节奏以及配合不当等问题。在经过几次训练之后，所有成员基本能够把握节奏，在配合方面也更加默契。在此过程中，由于部分成员的失误而引起了阵阵笑声，这种氛围促使所有学生在第一次接触的过程中更加活跃与开放。在学生进行音乐律动活动的过程中，音乐治疗师也加入其中对所有成员进行鼓励，以此来加强成员之间的互动与沟通。

在第二次音乐律动活动进行的过程中，所有成员都以更加认真的态度参与，并且在团体之间的交流方面，不同成员之间的交流次数也会增多。同时，音乐治疗师在活动进行过程中发现，所有成员相较于上一次音乐律动活动笑容更多，上次活动中所产生的陌生紧张气氛在此次活动中得到缓解。此时音乐治疗师播放有明显节奏类型的暖身音乐，以两人为一组进行音乐律动练习。随着音乐的加入，成员的律动感得到加强，促使整个团队在配合方面更加娴熟。总体上来看，在第二次音乐律动活动中音乐治疗师初步解决了学生内心自卑、不愿意与他人交流的心理状态。

（2）主题活动

主题活动的时长为25~30分钟，在活动进行过程中主要使用的方式为音乐肌肉渐进式放松和音乐想象。除此之外，在主题活动进行过程中，还要根据团队的实际情况使用不同层次的音乐治疗技术活动，并且要结合活动需要达到的目的设计相应的活动内容。在本次试验中主要是由音乐治疗师通过诵读引导语，并且在结合音乐治疗的基础上对学生进行干预。

首先是音乐肌肉渐进式放松。这一过程时长为5~10分钟，所选择的音乐在音乐节奏类型方面有宽广和舒缓的特点，在伴随引导语的基础上促使学生的呼吸能跟随音乐旋律的起伏而进行放松。在学生对放松音乐适应并且已经初步掌握相关放松方法之后，开始缩短放松的时间，以此来达到在肌肉放松之后就可以进入音乐想象环节。

在进行音乐肌肉渐进式放松过程中，音乐治疗师通过引导来促使学生全身心放松。由于学生存在一定差异，所以第一次放松的时间为10分钟左右，在学生逐渐适应这种放松之后，根据实际情况缩短放松时间就能够达到放松的目标。在活动进行过程中，音乐治疗师发现一些学生不能够进入放松的体验状态，主要表现为变化自己的姿势或是不断地挪动座椅，并且一些学生会不时地观察其他学生的表现，注意力没有集中。另外，一些学生还在放松过程中出现了走神的情况。针对这些情况，音乐治疗师使用了主动式音乐肌肉渐进式放松方式，具体为引导学生进行肌肉紧张和放松的过程，从而通过对比来帮助学生理解肌肉放松应有的状态。

在经过多次练习之后，学生跟随音乐治疗师的引导语能够找到最舒适的姿势，让自己的身体达到放松状态。在此过程中音乐治疗师发现，有几名学生在跟随音乐治疗师的引导语之后进入了睡眠状态，但是他们的意识仍处于清醒状态，只是身体进入了睡眠，随后音乐治疗师继续进行引导，直到肌肉渐进式放松结束。在停顿30秒之后，让学生从肌肉渐进式放松中走出来，进入音乐想象阶段。

其次是指导性音乐想象。在这一阶段中主要选择《小溪》和《大海》两套治疗音乐作为主要的治疗素材，每次进行的时间约为20分钟。在使用《小溪》这一套治疗音乐的过程中，音乐治疗师的指导语是由小溪、草原、天空等不同的自然素材所构成，通过这些自然因素促使成员能够将这种美好景色联系到自身的美好感受中来，帮助学生发泄情绪或舒缓消极情绪，强化学生所产生的内在情绪，引导学生更好地体验人生中的美好，这样能使学生建立信心和能量，最终达到治疗的目标。音乐治疗师在治疗过程中发现，一些学生在第一次进行放松的过程中整体不够放松，脸部表情较为紧张并且手部有握拳现象，但是大部分学生可以深入体会放松的情境，可以感受到小溪流水的感觉。

最后是分享反馈与评估。分享反馈以及评估是音乐治疗干预活动的重要组成部分，主要包含两个阶段：第一阶段是音乐治疗活动之前的评估，第二阶段是音乐治疗活动之后的评估。在分享反馈与评估过程中，音乐治疗师引导所有学生相互分享自己在参与活动过程时所产生的主观体验，并且进行讨论，相互交流，实现共情。同时，音乐治疗师鼓励所有学生充分表达自身的感受，并且引导学生通过不同方式寻找问题，从而帮助他们获得成长。另外，音乐治疗师在音乐治疗过程中需要进行细致的观察与沟通，以便对所有学生的能力以及实际需求进行评估，同时需要对所有学生在治疗过程中是否产生焦虑等症状进行记录，尤其是对学生情感状态需要进行细致的观察和了解。

（3）结束总结

音乐治疗师在所有学生分享反馈结束之后，要对干预活动进行总结，帮助学生了解通过此次音乐治疗干预活动达到的目的和获得的效果，从活跃度、执行度、参与度以及反馈结果等方面进行全面评估，总结参与活动的整体情况，最后以鼓励性的话语结束整个活动，以此来使学生对下次活动的期待感得到强化。第一次整体治疗获得了较好的治疗效果，但是其中有部分学生存在回避治疗形式的问题，主要原因为这些学生是第一次参与这种活动，个体主观意识较强，在内心交流方面有一定回避，音乐治疗师需要对整个治疗过程进行进一步优化和修正。比如，音乐治疗师在下一次活动进行过程中可以进一步放慢引导语的速度，或是可以将引导学生进行想象的内容描述得更为具体，这样能够促使治疗活动顺利进入下一阶段中。

2.发展阶段

在发展阶段，学生之间已经较为熟悉，并且在配合方面更具有积极性，接纳程度也得到提升，已初步建立了团队的凝聚力。学生愿意放开自我和表达自我，并且可以重新审视自我，能够通过音乐感染力来帮助自己放松心情，产生良好的情绪体验，从而缓解内心焦虑的心理状态。在此过程中，音乐治疗师通过更为深入的鼓励来引导学生全身心跟随引导语融入音乐，全身心放松，探索自身的态度、价值以及行为，进一步认识自己，从而缓解焦虑以及提升自身的适应能力。

第一，音乐律动。音乐治疗师引导所有学生在进行音乐律动游戏过程中不断加强默契程度，促使不同成员之间有更加积极的交流互动。在经过几次音乐律动游戏之后，大部分学生已经能融入这种游戏，无论是在节拍还是在律动方面较前一阶段更加整齐，同时在前一阶段中存在的陌生感和紧张气氛也已经消失，所有学生都能够沉浸在欢乐的氛围里。在这种音乐律动游戏过程中，音乐治疗师要求所有学生相互配合，强调所有学生在其中都是不可替代的部分。在经过音乐律动活动之后，所有学生不会再因为以自己为中心而感到害羞，实现了内心压力释放以及获得轻松愉悦的情绪体验，增强了彼此间的亲近感。这些对于出现了一定焦虑症状的学生而言十分有效，同时也为接下来的指导性音乐想象打下了良好基础。

第二，主题活动。在主题活动进行过程中，首先进行音乐肌肉渐进式放松。在进行第三次到第五次音乐肌肉渐进式放松时，音乐治疗师将音乐治疗中的放松时间缩短为8分钟左右，因为所有小组成员已经适应了这种方式，能够在更短时间内进入放松状态。同时，小组成员在放松的过程中变换姿势或观察其他人的行为减少，表情更加平静和舒坦，能够跟随音乐治疗师的指导语进行想象，最终使身体进入真正放松的状态。经过几次音乐肌肉渐进式放松之后，所有成员进入放松状态所使用的时间越来越短，并且在呼吸方面更为平和，面部表情也更加自然舒畅。此时音乐治疗师调整自己的引导语，进一步帮助所有成员掌握放松的节奏和规律。其次进行的是指导性音乐想象。经过音乐治疗师在发展阶段的引导，大部分成员已经能够顺畅进入自然画面，而且可以自然联想到美丽的景色，有部分成员能够通过音乐治疗师的引导语联想到自己曾经的生活以及以往较为愉快的经历，能够初步达到诱发内心情绪的目的。在第四次和第五次的音乐想象过程中，音乐治疗师选择了《大海》这一套治疗音乐对学生进行引导，并且在音乐播放过程中将海浪、叫声等声音和交响乐进行结合。相较于《小溪》这一套治疗音乐而言，《大海》在旋律线条方面更加宽广，能够更好地引导学生内心情绪升华，由于伴随有更为强烈的暗示性，因此也能够促使学生形成更加强烈的刺激感，从而给学生带来积极的情绪体验，促使学生在大自然氛围中荡涤心灵、完善自我。在此次干预过程中，音乐治疗师的目的是通过音乐治疗实现学生从情感宣泄到情绪诱导再到回忆，最后实现升华。除此之外，通过前几次的治疗，促使学生有更多的想象空间，从而引导学生在进行积极情绪体验之后能够通过更多的想象空间强化治疗效果。最后是反馈与评价。通过使用相应的音乐治疗最终获得了较好的效果，音乐治疗师通过对大海场景的描绘，进一步引导学生放大对美好景色的感受和体验，并且引导学生将产生的精神感受转化到现实生活之中。在经过放松治疗之后，大部分学生可以在音乐想象过程中体验和感受到自己内心所描绘的美好画面。比如一位学生表示："在想象过程中仿佛回到童年，梦见自己坐着火车去旅行，然后回到自己小时候的家，这种感觉太好了。"还有一位学生表示："我仿佛踏上甲板，感到阵阵海风吹拂，十分清爽，自己越来越兴奋，感觉自己和自然即将融为一体，还想起了很多开心的事。"还有一位学生表示自己在日常学习过程中希望自己可以放松下来，但总是不能实现，然而今天从内心深处生出了一种莫名的亢奋，就是自己对生活充满了信心。

3.巩固和结束阶段

在这一阶段，一方面，音乐治疗师对整个治疗活动所产生的影响进行整理，从而帮助学生对在这一过程中所获得的成长与收获进行再现，并且鼓励所有学生将所获得的收获转化到今后的学习和生活中。另一方面，音乐治疗师组织所有成员对在音乐活动中所产生的感受进行总结，并且处理所有成员如何将音乐活动中的感悟运用到生活中以及如何保持良好心态等问题。

第一，指导性音乐想象。巩固阶段的音乐想象，学生需要通过音乐互动或者较好的互动效果来进行，音乐治疗师需要将更多积极的能量输入学生的价值观念，比如音乐治疗师可以引导学生在以"大海"为主题的基础上进行音乐想象。在这一过程中，学生产生了积极的体验和感受，内心感受会更为生动，甚至一些学生表示能够想象自己在海边拾取贝壳的景象，还有一些学生则表示自己想到了童年，想到了父母带着自己在海边玩耍的情景。除此之外，一位学生在回访中表示，自己在音乐想象活动进行过程中，第一次感到了全身心放松的感觉，并且在谈到内心感受时表示，音乐治疗能使自己感到轻松与愉快，也能使自己精神更加集中。另一位学生在回访中表示，由于自己有偏头痛的毛病，在治疗过程中难以全身心放松，因此在前几次的音乐治疗过程中内心难以平静。但是在以"大海"为主题的场景中，他表示自己感受到了一种前所未有的轻松，并且认识到了自己在日常生活中长期将自己困在一种焦虑的环境中，现在懂得了如何放下自己心中的压力，用更加积极的态度面对生活。

第二，干预反馈与总结。通过巩固阶段的音乐治疗，学生获得了较好的成效，并且实现了音乐治疗师预先制定的释放内心压力的治疗目的，为所有学生搭建了一个能够与自己内心进行对话的平台。同时，大部分学生表示通过这一周的治疗，自己的紧张焦虑情况得到了有效缓解，自己的学习、生活情况得到了较大改善。有部分学生表示自己会将这样的体验感受带到现实生活中，找到自身存在的不足，重新建立自己的生活态度，以此来帮助自己更快地适应大学的学习生活。

在进行干预治疗之前，一些学生向音乐治疗师反馈尽管自己经常性地自我反省和思考，试图让自己在陌生的环境中更快适应，但自己总是会困在陌生环境中不能自拔，并且产生了"什么事情都困难重重"的思想。在经过几次音乐治疗活动之后，这部分学生表示自己有了更多的积极心态，在遇到事情时能够沉着冷静地进行处理，并且在日常生活中对每一天都充满希望。还有部分学生表示，在经过治疗之后认识到应该将自己的心态进行调整，不要考虑过多的事情，需要懂得简单快乐，从而乐观地面对所有的人和事，使自己的生活可以充满希望和阳光。

一些学生表示，通过此次音乐治疗活动使自己产生了较大的变化，并且使自己在学习、生活中遇到困难时也能够通过更为放松和淡定的态度去面对。同时，在自己面对生活压力的时候能够自我开导，让自己不困在焦虑的牢笼中。通过这几次音乐治疗之后，有学生给出的反馈更加积极，表示自己对未来充满了信心与希望。

在整个干预活动结束之后，相关工作人员对所有学生的能力与改变进行了评估，根据最初制定的目标进行了针对性和主题性的提问，得到了相关数据，并且进行对比研究。

（二）干预结果的量化分析

在音乐治疗干预结束之后，通过焦虑自评量表、抑郁自评量表以及相关调查问卷，再次对对照组和试验组成员进行了数据统计，最终得出试验组和对照组的结果。

试验组：在音乐治疗干预之前试验组成员焦虑自评量表得分为57.33分，在干预之后得分为48.27分。

对照组：在音乐治疗干预之前对照组成员焦虑自评量表得分为54.33分，在干预之后得分为52.60分。

从上述数据能够看出，试验组在音乐干预之后，其焦虑自评量表得分明显下降，前测和后测分数具有显著性差异。对照组尽管后测分数也有一定程度下降，但是与前测分数相比没有形成显著性差异。

试验组：在音乐治疗干预之前试验组成员抑郁自评量表得分为54.13分，在干预之后得分为47.60分。

对照组：在音乐治疗干预之前对照组成员抑郁自评量表得分为56.67分，在干预之后得分为52.07分。

从上述数据能够看出，在进行音乐干预之后，试验组抑郁自评量表得分有显著下降，具有显著性差异。对照组分数尽管也有所下降，但是相较于前测结果整体下降幅度并不明显，不具有显著性差异。

焦虑前测分数：试验组得分为57.33分，对照组得分为54.33分。

焦虑后测分数：试验组得分为48.27分，对照组得分为52.60分。

抑郁前测分数：试验组得分为54.13分，对照组得分为56.67分。

抑郁后测分数：试验组得分为47.60分，对照组得分为52.07分。

从上述数据可以看出，试验组与对照组之间的焦虑自评量表得分和抑郁自评量表得分没有构成显著性差异，但是在进行音乐干预之前，试验组焦虑自评量表得分高于对照组，在干预之后明显低于对照组。在抑郁自评量表得分方面，试验组均低于对照组。

男生：焦虑自评量表前测得分为59.00分，后测得分为53.00分，F值为2.29。

女生：焦虑自评量表前测得分为55.43分，后测得分为42.86分，F值为0.89[*]。

从上述数据可以看出，男生在干预之前的焦虑得分超过女生，在进行干预之后男生焦虑分值有一定程度下降，但是没有构成显著性差异。女生干预之前的分数低于男生，在进行干预之后所得分数有较为明显的下降，具有显著性差异。

男生：抑郁自评量表前测得分为58.38分，后测得分为51.63分，F值0.11[*]。

女生：抑郁自评量表前测得分为49.29分，后测得分为43.00分，F值为0.04[*]。

从上述数据可以看出，男生的抑郁得分在干预之前高于女生，在进行干预之后明显下降，具有显著性差异。女生抑郁得分在干预之前低于男生，在进行干预之后分值显著下降，也具有显著性差异。

（三）干预结果的执行分析

质性研究是一种由音乐治疗师和学生相互交流探讨的研究方式，具体来说是通过音乐治疗师和学生进行接触与交流对试验研究结果进行验证，探究是否达到了预先设定的目标。从研究角度方面来看，主要是以学生的心理和行为为基础探究试验所产生的影响。在本次研究中，主要使用的质性分析方式为问卷调查法、参与观察法等。

1.学生的主观评价

试验组经过音乐治疗干预之后，学生给出的主观评价如下所示。

在"你觉得近一个月的音乐治疗活动内容如何？"这一问题中，100%的学生认为"很好"，没有学生认为"一般"和"不好"。在"你觉得音乐治疗活动形式如何？"这一问题中，93%的学生表示"很好"，7%的学生表示"一般"，没有学生表示"不好"。在"如果在未来有这种音乐治疗活动你愿意再次参加吗？"这一问题中，100%的学生表示"愿意"，没有学生表示"不愿意"和"随便"。在"在音乐治疗活动进行过程中你是否感到自己和其他人的距离被拉近？"这一问题中，86.6%的学生表示"自己感觉到距离被拉近"，6.7%的学生表示"自己没有感觉到距离被拉近"，6.7%的学生表示"自己不确定距离是否被拉近"。在"在音乐治疗活动开始之前你是否有紧张感觉？"这一问题中，46.7%的学生表示"自己产生了紧张感觉"，46.7%的学生表示"自己没有产生紧张感觉"，6.6%的学生表示"自己不确定是否产生紧张感觉"。在"在音乐治疗活动进行过程中你的焦虑感是否得到缓解？"这一问题中，86.7%的学生表示"自己的焦虑感得到了缓解"，13.3%的学生表示"自己的焦虑感没有得到缓解"，没有学生表示"自己不确定"。在"对整体音乐治疗活动的评价"方面，66.7%的学生表示"自己非常满意"，26.7%的学生表示"自己比较满意"，6.6%的学生表示"一般"，没有学生表示"不满意"。在"此次音乐治疗活动是否对你未来的学习生活有所帮助"这一问题中，86.6%的学生表示"对自己有所帮助"，13.4%的学生表示"不确定"，没有学生表示"对自己未来的学习生活没有帮助"。

通过上述数据可以看出，试验组在经过音乐治疗干预之后整体满意度较高，并且对音乐治疗活动缓解紧张焦虑情绪的形式表示肯定。同时，大部分学生表示自己在音乐治疗活动中学会了调整自己的焦虑情绪，以及学会了如何与他人相处，提升了自己的人际交往能力。

2.学生在学习、生活方面前测和后测的变化比较

在音乐治疗干预之后的反馈问卷评价如下所示。

参加音乐治疗活动之前：学习不够积极，专业课程学习压力较大，文化课程学习压力较大，与自身的期望值不成正比，遇事时容易产生烦躁情绪，日常生活中存在偏激现象，有时会出现睡眠障碍，对现实社会充满怨恨，精神状态不佳，不懂得如何调节自己，不知道如何缓解自身的紧张情绪，在与他人交往过程中表现不够成熟。

参加音乐治疗活动之后：学习更加积极主动；不再强制要求自己将所有事情做到完美，而是懂得任何事只要尽力完成即可；遇到问题能够以更加积极的态度面对；心情相较于以往更加轻松愉悦；在学习、生活中更加积极与乐观；睡眠质量得到了有效提升；负面情绪有效减少；学会了与他人交流沟通；在处理人际关系时更加得心应手；学会了善待自己与他人。

（四）干预结果的总体分析

1.试验结果

经过音乐治疗干预试验之后，证明了以下几个方面。

第一，在经过音乐治疗干预之后，试验组的15名学生焦虑数据分析表明，前测得分与后测得分构成显著性差异，后测所得分数明显低于前测所得分数，从57.33分下降到48.27分，数值回归到正常范围内，证明试验组的15名学生在音乐治疗干预之后焦虑症状得到了有效缓解。对照组的前测得分和后测得分下降不够明显，从前测的54.33分下降到后测的52.60分，不具有显著性差异，对照组得分尽管有一定程度下降，但是仍然处在轻度焦虑的范围。同时，在对试验组15名学生的抑郁数据进行分析之后发现，前测得分和后测得分构成了显著性差异，表明音乐治疗干预对缓解大学生抑郁方面有显著效果。

第二，对男生和女生之间音乐治疗干预效果对比分析发现，女生所获得的效

果相较于男生更为显著，主要原因为女生接受暗示性更强，所以女生会更加容易受音乐治疗干预的影响。同时，通过对学生治疗之后的反馈发现，女生相较于男生更容易在音乐想象过程中获得积极效果，并且更容易产生共鸣。从反馈的调查问卷也能够看出，女生所受到的干预效果更加明显，得分也趋于稳定。由此可以看出，女生相较于男生更容易受到情感渲染的影响，更容易在情感层面产生共鸣，因此能够获得更加明显的干预效果。除此之外，引导与想象对女生所产生的影响相较于男生更大。

2.音乐治疗干预所发挥的作用

在本次研究中，相关工作人员对所有学生所表达的情感以及产生的行为进行细微观察，从第一次音乐治疗活动开始时的皱眉头、紧张以及被动接受，到后来的表情轻松、肌肉放松、融入整个治疗过程，所有学生都在音乐治疗干预的过程中产生了明显变化。同时，在对学生采访的过程中发现，大部分学生认为在音乐治疗干预过程中对情绪情感调节有最为深刻的感触，并且学会了自我情绪管理。同时，在人际关系处理方面，大部分学生学会了如何理解和关心他人，提升了学生的人际交往能力。在个人认知方面，学生懂得了需要以积极的态度面对社会现实，不被各种负面事件或人物所影响，要自我鼓励。音乐治疗干预所产生的作用具体如下。

第一，音乐治疗干预能够促进学生身心放松，唤醒其内心情感。通过音乐治疗活动，大部分学生原本紧张的身心得到了放松，压力得到了缓解，还有部分学生表示自己想到了很多积极的事情，从繁杂的现实生活中得到解脱。同时，通过音乐治疗活动促使学生可以安静下来，并且在活动过程中帮助学生与自己的内心进行交流，从而获得了良好的感觉，并且学会了释放压力。在治疗之前通过调查问卷了解到，很多学生由睡眠障碍所引起的焦虑值较高，所以在日常生活中很多学生会因为舍友的作息时间和自己睡眠习惯存在的矛盾而产生不安的情绪。除此之外，较大的学习压力导致学生极少有时间和精力与自己的内心进行交流，久而久之便形成了压力和阻抗。

尽管音乐不能改变现实，但是通过音乐可以为学生注入正能量，从而激发学生自身潜在的自愈能力，提高学生的信心。同时通过聊天音乐可以帮助学生进入自己的内心深处，促使心灵得到休息，帮助学生的内心积极潜能得到修复。

第二，音乐治疗干预能够帮助学生宣泄消极情绪，改变学生的不良认知。在进行音乐治疗干预之前，通过调查问卷了解到，其中50.7%的学生认为在遭遇挫折时自己并不清楚应该通过哪些方法使自己接纳自己。73%的学生表示自己在遇到挫折时或不高兴时只会抱怨。如此能够看出，很多大学生在情绪管理以及自我调节等方面存在较大不足，心理较为脆弱。在通过音乐治疗干预之后，学生心中压力得到释放，音乐将所有学生的激情充分调动起来，低沉的音乐为学生带来了内心的平静，大海的波涛声激荡着学生内心深处的情感，波浪吞噬了学生所有不开心的情绪和情感。一名学生表示，大海代表了自己对家乡的思念，并且表示在这次治疗中自己仿佛回到了童年时的海边，充分体验了和父母在一起的美好感觉。尤其能够看出，音乐治疗活动可以促使学生产生与以往积极经历相联系的联觉效应，从而发挥出宣泄情感的作用。

第三，音乐治疗干预能够提升学生的人际交往能力，帮助学生重建自信心。对大学新生而言，在进入一个陌生环境中学习、生活时，由于对倾诉对象往往抱有不信任或怀疑的态度，因此会产生自我封闭的问题。大学新生希望能够向别人倾诉自己的内心世界，但是自身缺乏与他人交流沟通的能力，由此产生了焦虑情绪。通过音乐治疗活动使学生产生联觉效应，从而在美好的意境中进行积极体验。同时，音乐律动游戏以及音乐热身活动使学生能够与其他学生进行交流，加强了学生之间的了解和信任，拉近了相互之间的距离。另外，音乐治疗中的分享讨论使学生之间的交流沟通得到强化，还增加了学生之间的认同感和亲近感，使学生懂得了学会理解他人和换位思考，从而为之后的学习生活打下坚实的心理基础。

第三节　音乐治疗与大学生抑郁症状

一、抑郁症概述

抑郁症是当今社会最为常见的一种心理疾病，主要特征为连续和长期的情绪低落，是现代人心理疾病的重要类型之一。在通常情况下主要表现为不开心，情绪长时间处于低落消沉中，往往会从最开始的闷闷不乐逐渐发展到自卑、痛苦、悲观、厌世。

（一）抑郁症状

通常情况下，轻度抑郁症患者会表现出兴趣索然、无精打采、愁容满面以及感觉生不如死、愧不如人。严重的抑郁症患者往往无法找到摆脱忧愁的途径，从而开始焦躁不安，对一切感到绝望，甚至产生自杀的意识和行为。另外，在抑郁症患者中有10%的患者伴有狂躁症。

在日常生活中所说的抑郁症指的是临床上的重度抑郁症，在此次研究中主要研究的是音乐治疗对大学生抑郁症状（即轻度抑郁症）的影响。

（二）抑郁症状的主要表现

1.心境低落

产生抑郁症状的人往往表现为持久的情绪低落以及悲观，轻度患者主要表现为闷闷不乐、愉快感不足、对任何事物没有兴趣；重度患者是痛不欲生和悲观绝望。通常情况下，抑郁症患者会出现早晨症状严重，夜晚症状较轻的变化。除此之外，抑郁症患者在自我评价方面通常较低，会产生无望感、无助感以及无价值感，并且经常伴有自责情绪。

2.思维迟缓

抑郁症患者的思维联想速度较为缓慢，反应较为迟钝，语言速度明显减慢，声音低沉不清晰，严重的抑郁症患者甚至无法进行正常的交流。

3.意志活动减退

抑郁症患者的意志活动呈现出显著持久的抑制，主要表现为行为缓慢、不想做任何事情以及不愿与他人进行接触和交往，回避社交活动，严重时甚至会出现不顾个人卫生、不说话、不思饮食等行为。另外，抑郁症患者会有消极悲观的思想，自信心不足，认为结束自己的生命是一种解脱，并且会将这种思想发展成为实际的自杀行为。

二、音乐治疗对大学生抑郁症状的作用

（一）试验目的和假设

1.试验目的

对大学生进行音乐治疗的目的在于探索音乐治疗是否能够有效促进大学生进行社会交往活动，从而改善大学生社会交往的参与意识，促使大学生自我评价得到提升。

2.试验假设

音乐治疗能够干预大学生的抑郁感受。

（二）试验方法

1.试验对象

本次研究主要选择了某高校自愿参加并且存在抑郁症状的10名学生作为试验对象，年龄在18~22岁，男女生各5名。

2.试验工具

本次研究主要使用了孤独量表和抑郁量表。

（三）试验程序

1.场所和设备

在场所方面，主要使用了该高校的音乐活动室。在设备方面，主要准备了钢琴、打击乐器以及音箱。在打击乐器方面主要包含2个大鼓、2个小排鼓、3个中

鼓、2个木鱼、2个铝板琴等。

2.试验前测

在试验之前，首先对所有学生进行摄入性会谈，并且进行了简单记录，以此来了解所有学生的个人情况，每人的摄入性会谈时间为20分钟。学生个人情况方面主要包括：一是学生的病史和当前健康情况，如听觉能力、记忆力以及运动协调能力等；二是观察认知水平，比如注意力集中能力、语言表达能力以及理解能力等；三是学生的性格特点和家庭情况，其中家庭情况方面主要包括家庭关系等方面的内容；四是学生心理情绪情况；五是学生对音乐的兴趣和对音乐的接受能力。

在摄入性会谈之后，组织所有学生在同一房间内填写孤独量表和抑郁量表，并且当场收回结果，以此来作为干预之前的前测数据。

3.试验干预

在本次干预过程中，主要进行团体形式的音乐治疗干预，共计进行6次，每次时长为1小时，每周进行1次。

4.试验后测

在试验完成之后，所有学生再次填写孤独量表和抑郁量表，并且问卷填写完毕之后当场回收，作为后测数据。

5.结果统计和分析

根据试验前后所得的测量结果，对孤独量表和抑郁量表的总分以及平均分数变化进行分析，以此来得出试验假设是否成立。

（四）试验内容和操作

1.第一次音乐治疗干预

在第一次音乐治疗干预过程中，首先让所有被试对象聆听音乐。在此过程中，使用音乐同步技术播放一首旋律较为凄凉、忧伤的音乐，促使被试者与音乐产生共情，引导被试者在这种凄凉和忧伤的音乐中对自己的不良情绪进行释放和宣泄。在此之后，逐渐改变音乐的情绪表现，选择情绪缓和与平静的音乐进行播放，使被试者的心情能够在音乐中得到放松，从原本的悲伤逐渐转变为平静。在此之后再将音乐调整为明朗舒缓的音乐，并且不断强化和加深这种音乐的情绪表现，最后在能表现欢快和积极情绪的音乐中结束。在进行音乐聆听之后，进入音乐回忆阶段。在该阶段，音乐治疗师根据学生性别进行分组，5个人为一组，具体方法如下所示。

音乐治疗师首先选择学生喜欢的音乐或歌曲，以此来引导被试者唤醒其对以往美好经历的回忆，然后组织两组学生进行讨论，回顾自己以往所经历的美好瞬间或遇到的一些人与物。在进行回忆的过程中，音乐治疗师根据学生的实际情况准备相对应的照片、图书或其他物品，以此来加深学生对美好记忆的体验。在此之后，音乐治疗师鼓励所有学生讲述自己所经历的美好事情。同时，对于其中不积极参与的学生，音乐治疗师要任其沉默，不进行干预。

2.第二次音乐治疗干预

在第二次音乐治疗干预过程中，首先进行的是接受式音乐治疗。在这一阶段，音乐治疗师对所有学生进行肌肉渐进式放松，使所有学生能够放松身体。在此过程中，播放较为平静并且没有明显情绪变化的音乐。音乐治疗师组织所有学生平躺在垫子上，并且调整好姿势，尽量让自己处于最好的放松状态。在音乐播放以及音乐治疗师话语的引导过程中，学生逐渐放松脚部、小腿部位、大腿部位、腹部、胸部、臀部、背部、头部等身体所有部位。整个过程持续18~20分钟，在所有学生进入身体放松状态之后，开始进入音乐自由联想阶段。在音乐自由联想阶段，音乐治疗师首先引导所有学生进行音乐想象，在音乐想象之后组织所有学生分享和讨论刚才的自由联想，找到自由联想中的景象以及体验和自身现实生活的关联。其次，进行再创造式音乐治疗。在这一阶段，音乐治疗师先播放音乐，并且组织学生在音乐播放过程中进行肢体运动，即引导所有学生进行运动体操：一是两臂侧平举，其中一只手臂作顺时针转动，另一只手臂进行逆时针方向的转动；二是右臂向前划圈，左臂上下划线；三是两只手臂放置于前胸，肘部弯曲手掌朝下，其中一只手臂做顺时针转动，另一只手臂做逆时针转动；四是一只手臂向前伸展做旋转运动，另一只手臂画等边三角形；五是在头部上方拍手，并且用脚轻点地，拍手声由强到弱，点地声音由弱到强，最后以轻拍手掌以及猛蹬地面的动作结束。整个动作过程做10次左右。

3.第三次音乐治疗干预

在第三次音乐治疗干预过程中，首先进行接受式音乐治疗。在这一阶段，音乐治疗师组织所有学生进行音乐肌肉渐进式放松，使所有学生放松身体，同时在此过程中播放较为平静、明显情绪变化的音乐。在所有学生进入身体放松状态之后，开始进入音乐自由联想阶段。在音乐自由联想阶段，音乐治疗师首先引导所有学生进行音乐想象，并且在音乐想象之后组织所有学生分享和讨论刚才的自由联想。在此过程中播放《小溪》，并且引导所有学生倾听。然后进行再创造式音乐治疗，在这一阶段，音乐治疗师首先组织学生进行音乐绘画活动，具体过程为：音乐治疗师将学生分成两个小组，一个小组发一张纸和一盒水彩笔，并且要求所有小组在听音乐过程中进行作画。绘画顺序在听音乐过程中自发形成，每次只能有一个人拿起画笔，其他人不可以动笔。同时，绘画的人如果放下画笔之后不能再进行修改，之后的人选择自己喜欢的颜色进行绘画。音乐总时长为15分钟左右，所有人需要在15分钟内完成作画。在这一活动进行过程中所有人不能发表任何言论。在上述活动结束之后，音乐治疗师组织所有学生进行讨论，让所有学生讨论自己在作画过程中的感受，并且分享观看其他成员作画时的感受以及作品完成呈现出来之后的感觉。在讨论完成之后，音乐治疗师要求所有学生说出自己作画过程中的想法，以及和自己现实生活的联系，并且引导学生将自己内心深处的被动情绪发泄出来，强化学生积极正面的情绪体验。

4.第四次音乐治疗干预

在第四次音乐治疗干预过程中，首先进行接受式音乐治疗。在这一阶段，音乐治疗师组织所有学生进行音乐肌肉渐进式放松，促使所有学生放松身体，同时在此过程中播放较为平静、没有明显情绪变化的音乐。在所有学生进入身体放松状态之后，开始进入音乐自由联想阶段。在音乐自由联想阶段，音乐治疗师首先引导所有学生进行音乐想象，并且在音乐想象之后组织所有学生分享和讨论刚才的自由联想。在此过程中，主要播放"草原冥想"类的音乐，并且引导所有学生进行想象。然后进行再创造式音乐治疗。在这一阶段，音乐治疗师主要使用赞美性的音乐，具体过程为：首先，音乐治疗师以乐器的不同类别为基础将学生分为4个小组，在分组完成之后设计不同的节奏，然后将乐器按照不同小组进行分类、放好，并且需要围成一个四边形。在四边形中央放置一个最大的鼓，从其中选择一名学生负责敲鼓，其他人则进入不同的小组。在所有小组分配完成并且乐器摆放完成之后，开始播放音乐，并且需要保障音乐播放次数在4次以上，以此保障所有小组成员都能够进行乐器演奏。其次，音乐治疗师组织学生进行相关讨论。音乐治疗师提出问题，比如"在参与活动过程中有怎样的感受？"最终讨论结果为：所有学生都表示想要将肢体融入，需要有心理经历的一个调整过程。"音乐播放过程中，所有人都投入这样的演奏中，一起努力的感觉怎么样？"最终讨论结果为：大部分学生表示这种经历在自己的日常学习生活中十分少见，所以，自己产生了更强的归属感，提升了自己的人格。

5.第五次音乐治疗干预

在第五次音乐治疗干预过程中，首先进行接受式音乐治疗。在这一阶段，音乐治疗师组织所有学生进行音乐肌肉渐进式放松，使所有学生放松身体，同时在此过程中播放较为平静、没有明显情绪变化的音乐。在所有学生进入身体放松状态之后，开始进入音乐自由联想阶段。在音乐自由联想阶段，音乐治疗师首先引导所有学生进行音乐想象，并且在音乐想象之后组织所有学生分享和讨论刚才的自由联想。在此过程中主要播放"草原冥想"类的音乐，引导所有学生进行想象。然后进行再创造式音乐治疗。在这一阶段，音乐治疗师主要使用赞美性的音乐，具体过程为：首先组织学生学唱歌。音乐治疗师引导学生说出自己最喜欢的歌曲，如果忘记歌名可以通过哼唱歌曲的一段旋律来明确歌曲。在此之后，音乐治疗师对所有学生进行统计比较，从其中选出学生选择最多的歌曲作为该阶段所使用的学唱歌曲，确定之后向所有学生宣布。完成上述步骤之后，音乐治疗师向所有学生演唱该歌曲，所有学生安静聆听。音乐治疗师组织所有学生演唱该歌曲，并且对所有学生的节奏、音准以及旋律等方面进行指导，使所有学生的歌唱能力得到提升。在提升所有学生各项能力之后，第二次组织学生演唱确定的歌曲，使所有学生感觉到此次歌唱效果的提升，从而促使所有学生获得成就感和满足感。然后音乐治疗师给所有人分发乐器，并且组织所有学生使用乐器配合进行演唱。在所有人都有乐器的基础上，组织所有人进行第三次歌曲演唱，进一步提升所有学生的满足感和成就感，保障学生对自己有准确的自我评价。

6.第六次音乐治疗干预

在第六次音乐治疗干预过程中，首先进行接受式音乐治疗。在这一阶段，音乐治疗师组织所有学生进行音乐肌肉渐进式放松，使所有学生放松身体，同时在此过程中播放较为平静、没有明显情绪变化的音乐。在所有学生进入身体放松状态之后，开始进入音乐自由联想阶段。在音乐自由联想阶段，音乐治疗师首先引导所有学生进行音乐想象，并且在音乐想象之后组织所有学生分享和讨论刚才的自由联想。在此过程中主要播放"大海遐思"类的音乐，并且引导所有学生。然后进行再创造式音乐治疗，在这一阶段，音乐治疗师主要进行"我要做领舞"的活动，具体过程为：第一，音乐治疗师使用一段流行音乐组织学生跳舞。在进行过程中让所有学生围成一个圆圈，开始播放音乐，同时宣布相应规则。此时所有的学生都需要轮流当领舞者，并且在领舞者跳舞的过程中其他人需要跟随领舞者做相应的舞蹈动作，不能仅仅在旁边观看。先从音乐治疗师开始，在跳舞过程中将手放在哪位学生的肩上就由该学生领舞，以此类推。第二，音乐治疗师向所有学生提出问题，主要包括"自己被大家关注的感觉怎么样？""跟随其他人做舞蹈动作的感觉怎么样？"等。

上述六次音乐治疗干预每星期进行一次。

（五）结果和分析

1.试验结果

在孤独量表中共有20个条目，其中每个条目有4个等级，具体为：一直有这种感觉、有时有这种感觉、很少有这种感觉、从来没有这种感觉，这4个等级的分数依次为4分、3分、2分、1分，得分越高表示孤独程度越高。在试验之后，大学生孤独量表前测和后测结果具体如下所示。

在问题"你经常感到和周围人关系和谐吗？"方面，学生1前测得分为2分，后测得分为3分；学生2前测得分为2分，后测得分为2分；学生3前测得分为1分，后测得分为2分；学生4前测得分为3分，后测得分为3分；学生5前测得分为2分，后测得分为2分；学生6前测得分为2分，后测得分为3分；学生7前测得分为2分，后测得分为2分；学生8前测得分为1分，后测得分为2分；学生9前测得分为1分，后测得分为2分；学生10前测得分为2分，后测得分为2分。其中前测得分平均分为1.8分，后测得分平均分为2.3分。

在问题"你经常感到自己缺少伙伴吗？"方面，学生1前测得分为4分，后测得分为3分；学生2前测得分为3分，后测得分为2分；学生3前测得分为4分，后测得分为3分；学生4前测得分为3分，后测得分为3分；学生5前测得分为4分，后测得分为3分；学生6前测得分为3分，后测得分为3分；学生7前测得分为4分，后测得分为2分；学生8前测得分为4分，后测得分为3分；学生9前测得分为4分，后测得分为3分；学生10前测得分为3分，后测得分为3分。其中前测得分平均分为3.6分，后测得分平均分为2.8分。

在问题"你经常感到自己无人可以信赖吗？"方面，学生1前测得分为3分，后测得分为3分；学生2前测得分为3分，后测得分为2分；学生3前测得分为3分，后测得分为2分；学生4前测得分为2分，后测得分为2分；学生5前测得分为4分，后测得分为3分；学生6前测得分为3分，后测得分为2分；学生7前测得分为4分，后测得分为2分；学生8前测得分为3分，后测得分为3分；学生9前测得分为3分，后测得分为3分；学生10前测得分为2分，后测得分为2分。其中前测得分平均分为3.0分，后测得分平均分为2.4分。

在问题"你经常感到寂寞吗？"方面，学生1前测得分为4分，后测得分为2分；学生2前测得分为4分，后测得分为1分；学生3前测得分为4分，后测得分为2分；学生4前测得分为3分，后测得分为2分；学生5前测得分为4分，后测得分为1分；学生6前测得分为4分，后测得分为2分；学生7前测得分为3分，后测得分为1分；学生8前测得分为4分，后测得分为2分；学生9前测得分为4分，后测得分为2分；学生10前测得分为3分，后测得分为2分。其中前测得分平均分为3.7分，后测得分平均分为1.7分。

在问题"你经常感到自己属于朋友中的一员吗？"方面，学生1前测得分为2分，后测得分为3分；学生2前测得分为1分，后测得分为3分；学生3前测得分为1

分，后测得分为2分；学生4前测得分为3分，后测得分为3分；学生5前测得分为2分，后测得分为3分；学生6前测得分为2分，后测得分为3分；学生7前测得分为2分，后测得分为2分；学生8前测得分为2分，后测得分为3分；学生9前测得分为1分，后测得分为2分；学生10前测得分为2分，后测得分为2分。其中前测得分平均分为1.8分，后测得分平均分为2.6分。

在问题"你经常感到自己与周围的人有共同点吗？"方面，学生1前测得分为3分，后测得分为3分；学生2前测得分为3分，后测得分为2分；学生3前测得分为4分，后测得分为3分；学生4前测得分为3分，后测得分为3分；学生5前测得分为3分，后测得分为2分；学生6前测得分为4分，后测得分为3分；学生7前测得分为2分，后测得分为2分；学生8前测得分为3分，后测得分为3分；学生9前测得分为3分，后测得分为2分；学生10前测得分为2分，后测得分为2分。其中前测得分平均分为3.0分，后测得分平均分为2.5分。

在问题"你经常感到自己与所有人都不亲密了吗？"方面，学生1前测得分为4分，后测得分为2分；学生2前测得分为3分，后测得分为1分；学生3前测得分为4分，后测得分为3分；学生4前测得分为2分，后测得分为2分；学生5前测得分为3分，后测得分为3分；学生6前测得分为4分，后测得分为3分；学生7前测得分为3分，后测得分为1分；学生8前测得分为4分，后测得分为2分；学生9前测得分为4分，后测得分为2分；学生10前测得分为3分，后测得分为2分。其中前测得分平均分为3.4分，后测得分平均分为2.1分。

在问题"你经常感到自己的兴趣和爱好与其他人不一样吗？"方面，学生1前测得分为3分，后测得分为2分；学生2前测得分为3分，后测得分为3分；学生3前测得分为3分，后测得分为3分；学生4前测得分为3分，后测得分为2分；学生5前测得分为4分，后测得分为2分；学生6前测得分为2分，后测得分为3分；学生7前测得分为2分，后测得分为2分；学生8前测得分为3分，后测得分为2分；学生9前测得分为3分，后测得分为3分；学生10前测得分为2分，后测得分为2分。其中前测得分平均分为2.8分，后测得分平均分为2.4分。

在问题"你经常感到自己想要与其他人来往和结交吗？"方面，学生1前测得分为2分，后测得分为3分；学生2前测得分为3分，后测得分为4分；学生3前测得分为2分，后测得分为3分；学生4前测得分为2分，后测得分为3分；学生5前测得分为3分，后测得分为3分；学生6前测得分为3分，后测得分为3分；学生7前测得分为2分，后测得分为3分；学生8前测得分为1分，后测得分为2分；学生9前测得分为2分，后测得分为2分；学生10前测得分为3分，后测得分为3分。其中前测得分平均分为2.3分，后测得分平均分为2.9分。

在问题"你经常感到自己与其他人亲近吗？"方面，学生1前测得分为1分，后测得分为1分；学生2前测得分为1分，后测得分为1分；学生3前测得分为2分，后测得分为1分；学生4前测得分为1分，后测得分为1分；学生5前测得分为2分，后测得分为1分；学生6前测得分为2分，后测得分为1分；学生7前测得分为1分，后测得分为1分；学生8前测得分为2分，后测得分为1分；学生9前测得分为1分，后测得分为1分；学生10前测得分为1分，后测得分为1分。其中前测得分平均分为1.4分，后测得分平均分为1.0分。

在问题"你经常感到自己被其他人冷落吗？"方面，学生1前测得分为3分，后测得分为2分；学生2前测得分为3分，后测得分为2分；学生3前测得分为4分，后测得分为3分；学生4前测得分为2分，后测得分为2分；学生5前测得分为3分，后测得分为2分；学生6前测得分为3分，后测得分为2分；学生7前测得分为4分，后测得分为3分；学生8前测得分为4分，后测得分为3分；学生9前测得分为3分，后测得分为3分；学生10前测得分为3分，后测得分为2分。其中前测得分平均分为3.2分，后测得分平均分为2.4分。

在问题"你经常感到自己和其他人交往无任何意义吗？"方面，学生1前测得分为3分，后测得分为2分；学生2前测得分为3分，后测得分为2分；学生3前测得分为4分，后测得分为2分；学生4前测得分为2分，后测得分为2分；学生5前测得分为3分，后测得分为3分；学生6前测得分为3分，后测得分为2分；学生7前测得分为4分，后测得分为3分；学生8前测得分为3分，后测得分为3分；学生9前测得分为2分，后测得分为1分；学生10前测得分为3分，后测得分为3分。其中前测得分平均分为3.0分，后测得分平均分为2.3分。

在问题"你经常感到没有人了解自己吗？"方面，学生1前测得分为4分，后测得分为3分；学生2前测得分为3分，后测得分为3分；学生3前测得分为3分，后测得分为2分；学生4前测得分为3分，后测得分为3分；学生5前测得分为3分，后测得分为2分；学生6前测得分为3分，后测得分为3分；学生7前测得分为2分，后测得分为2分；学生8前测得分为4分，后测得分为3分；学生9前测得分为2分，后测得分为1分；学生10前测得分为2分，后测得分为2分。其中前测得分平均分为2.9分，后测得分平均分为2.4分。

在问题"你经常感到自己与其他人有隔膜吗？"方面，学生1前测得分为4分，后测得分为3分；学生2前测得分为4分，后测得分为2分；学生3前测得分为3分，后测得分为2分；学生4前测得分为3分，后测得分为2分；学生5前测得分为3分，后测得分为2分；学生6前测得分为3分，后测得分为3分；学生7前测得分为4分，后测得分为3分；学生8前测得分为3分，后测得分为3分；学生9前测得分为4分，后测得分为2分；学生10前测得分为4分，后测得分为2分。其中前测得分平均分为3.5分，后测得分平均分为2.4分。

在问题"你经常感到自己愿意就能够找到朋友吗？"方面，学生1前测得分为1分，后测得分为2分；学生2前测得分为1分，后测得分为2分；学生3前测得分为2分，后测得分为2分；学生4前测得分为2分，后测得分为2分；学生5前测得分为2分，后测得分为3分；学生6前测得分为1分，后测得分为2分；学生7前测得分为1分，后测得分为2分；学生8前测得分为1分，后测得分为1分；学生9前测得分为1分，后测得分为1分；学生10前测得分为2分，后测得分为1分。其中前测得分平均分为1.4分，后测得分平均分为1.8分。

在问题"你经常感到自己真正了解其他人吗？"方面，学生1前测得分为2分，后测得分为3分；学生2前测得分为2分，后测得分为2分；学生3前测得分为2分，后测得分为3分；学生4前测得分为2分，后测得分为3分；学生5前测得分为1分，后测得分为2分；学生6前测得分为2分，后测得分为2分；学生7前测得分为1分，后测得分为2分；学生8前测得分为3分，后测得分为3分；学生9前测得分为2分，后测得分为2分；学生10前测得分为2分，后测得分为2分。其中前测得分平均分为1.9分，后测得分平均分为2.4分。

在问题"你经常感到羞耻吗？"方面，学生1前测得分为2分，后测得分为2分；学生2前测得分为2分，后测得分为2分；学生3前测得分为1分，后测得分为1分；学生4前测得分为2分，后测得分为2分；学生5前测得分为3分，后测得分为2分；学生6前测得分为2分，后测得分为1分；学生7前测得分为2分，后测得分为1分；学生8前测得分为3分，后测得分为2分；学生9前测得分为2分，后测得分为2分；学生10前测得分为1分，后测得分为1分。其中前测得分平均分为2.0分，后测得分平均分为1.6分。

在问题"你经常感到尽管有很多人围着自己但是却不关心自己吗？"方面，学生1前测得分为2分，后测得分为3分；学生2前测得分为1分，后测得分为1分；学生3前测得分为2分，后测得分为2分；学生4前测得分为3分，后测得分为1分；学生5前测得分为2分，后测得分为1分；学生6前测得分为2分，后测得分为2分；学生7前测得分为2分，后测得分为1分；学生8前测得分为3分，后测得分为2分；学生9前测得分为2分，后测得分为2分；学生10前测得分为1分，后测得分为1分。其中前测得分平均分为2.0分，后测得分平均分为1.6分。

在问题"你经常感到有其他人愿意和你交谈吗？"方面，学生1前测得分为2分，后测得分为3分；学生2前测得分为2分，后测得分为2分；学生3前测得分为1分，后测得分为2分；学生4前测得分为3分，后测得分为3分；学生5前测得分为3分，后测得分为3分；学生6前测得分为2分，后测得分为2分；学生7前测得分为1分，后测得分为2分；学生8前测得分为1分，后测得分为3分；学生9前测得分为1分，后测得分为2分；学生10前测得分为2分，后测得分为1分。其中前测得分平均分为1.8分，后测得分平均分为2.3分。

在问题"你感到有人值得信赖吗？"方面，学生1前测得分为2分，后测得分为3分；学生2前测得分为3分，后测得分为3分；学生3前测得分为3分，后测得分为3分；学生4前测得分为2分，后测得分为2分；学生5前测得分为3分，后测得分为3分；学生6前测得分为2分，后测得分为2分；学生7前测得分为2分，后测得分为2分；学生8前测得分为1分，后测得分为2分；学生9前测得分为2分，后测得分为3

分；学生10前测得分为3分，后测得分为3分。其中前测得分平均分为2.3分，后测得分平均分为2.6分。

学生1前测总得分为53分，后测总得分为53分；学生2前测总得分为50分，后测总得分为44分；学生3前测总得分为53分，后测总得分为48分；学生4前测总得分为49分，后测总得分为48分；学生5前测总得分为57分，后测总得分为49分；学生6前测总得分为52分，后测总得分为49分；学生7前测总得分为48分，后测总得分为41分；学生8前测总得分为53分，后测总得分为50分；学生9前测总得分为47分，后测总得分为42分；学生10前测总得分为46分，后测总得分为39分。

经过计算所有被治疗学生孤独量表的前测得分平均为50.8分。

在抑郁量表方面，共计有30个条目，其中有10个条目为反序计分，20个条目为正序计分，每一条表示抑郁的回答得1分。总分0~10分为正常范围，表示学生无抑郁症；11~20分表示学生有轻度抑郁；21~30分表示学生有重度抑郁。抑郁量表的最终结果具体如下所示。

在问题"你对自己的生活基本满意吗？"方面，学生1前测分数为1分，后测分数为1分；学生2前测分数为1分，后测分数为1分；学生3前测分数为0分，后测分数为0分；学生4前测分数为1分，后测分数为0分；学生5前测分数为1分，后测分数为0分；学生6前测分数为0分，后测分数为0分；学生7前测分数为0分，后测分数为1分；学生8前测分数为1分，后测分数为0分；学生9前测分数为1分，后测分数为1分；学生10前测分数为0分，后测分数为0分。其中前测得分平均分为0.6分，后测得分平均分为0.4分。

在问题"你是否放弃了很多兴趣和活动？"方面，学生1前测分数为1分，后测分数为0分；学生2前测分数为1分，后测分数为0分；学生3前测分数为1分，后测分数为1分；学生4前测分数为1分，后测分数为0分；学生5前测分数为0分，后测分数为0分；学生6前测分数为1分，后测分数为1分；学生7前测分数为0分，后测分数为1分；学生8前测分数为0分，后测分数为0分；学生9前测分数为1分，后测分数为0分；学生10前测分数为1分，后测分数为1分。其中前测得分平均分为0.7分，后测得分平均分为0.4分。

在问题"你是否觉得生活空虚？"方面，学生1前测分数为1分，后测分数为0分；学生2前测分数为1分，后测分数为0分；学生3前测分数为1分，后测分数为0分；学生4前测分数为1分，后测分数为0分；学生5前测分数为1分，后测分数为1分；学生6前测分数为0分，后测分数为0分；学生7前测分数为1分，后测分数为0分；学生8前测分数为1分，后测分数为0分；学生9前测分数为1分，后测分数为1分；学生10前测分数为0分，后测分数为0分。其中前测得分平均分为0.8分，后测得分平均分为0.2分。

在问题"你是否经常感到厌倦？"方面，学生1前测分数为1分，后测分数为0分；学生2前测分数为0分，后测分数为0分；学生3前测分数为1分，后测分数为0分；学生4前测分数为1分，后测分数为1分；学生5前测分数为0分，后测分数为0分；学生6前测分数为1分，后测分数为0分；学生7前测分数为1分，后测分数为1分；学生8前测分数为0分，后测分数为1分；学生9前测分数为0分，后测分数为0分；学生10前测分数为1分，后测分数为0分。其中前测得分平均分为0.6分，后测得分平均分为0.3分。

在问题"你是否觉得未来有希望？"方面，学生1前测分数为1分，后测分数为1分；学生2前测分数为1分，后测分数为1分；学生3前测分数为0分，后测分数为0分；学生4前测分数为1分，后测分数为0分；学生5前测分数为1分，后测分数为1分；学生6前测分数为1分，后测分数为0分；学生7前测分数为1分，后测分数为0分；学生8前测分数为0分，后测分数为0分；学生9前测分数为1分，后测分数为1分；学生10前测分数为1分，后测分数为1分。其中前测得分平均分为0.8分，后测得分平均分为0.5分。

在问题"你是否因为自己的一些想法而感到厌烦？"方面，学生1前测分数为1分，后测分数为1分；学生2前测分数为1分，后测分数为0分；学生3前测分数为0分，后测分数为1分；学生4前测分数为0分，后测分数为0分；学生5前测分数为0分，后测分数为0分；学生6前测分数为1分，后测分数为0分；学生7前测分数为0分，后测分数为0分；学生8前测分数为1分，后测分数为1分；学生9前测分数为0分，后测分数为0分；学生10前测分数为1分，后测分数为1分。其中前测得分平均分为0.5分，后测得分平均分为0.4分。

在问题"你是否在大部分时间里精力充沛？"方面，学生1前测分数为1分，后测分数为1分；学生2前测分数为1分，后测分数为0分；学生3前测分数为0分，后测分数为0分；学生4前测分数为1分，后测分数为0分；学生5前测分数为1分，后测分数为0分；学生6前测分数为1分，后测分数为1分；学生7前测分数为1分，后测分数为1分；学生8前测分数为1分，后测分数为0分；学生9前测分数为1分，后测分数为1分；学生10前测分数为1分，后测分数为0分。其中前测得分平均分为0.9分，后测得分平均分为0.4分。

在问题"你是否会害怕不好的事情落到自己身上？"方面，学生1前测分数为1分，后测分数为1分；学生2前测分数为0分，后测分数为0分；学生3前测分数为1分，后测分数为1分；学生4前测分数为0分，后测分数为0分；学生5前测分数为0分，后测分数为0分；学生6前测分数为0分，后测分数为0分；学生7前测分数为0分，后测分数为0分；学生8前测分数为0分，后测分数为0分；学生9前测分数为1分，后测分数为1分；学生10前测分数为0分，后测分数为0分。其中前测得分平均分为0.3分，后测得分平均分为0.3分。

在问题"你在大部分时间里是否感到幸福？"方面，学生1前测分数为1分，后测分数为0分；学生2前测分数为1分，后测分数为0分；学生3前测分数为1分，后测分数为1分；学生4前测分数为1分，后测分数为0分；学生5前测分数为0分，后测分数为0分；学生6前测分数为1分，后测分数为0分；学生7前测分数为1分，后测分数为1分；学生8前测分数为1分，后测分数为0分；学生9前测分数为1分，后测分数为1分；学生10前测分数为0分，后测分数为0分。其中前测得分平均分为0.8分，后测得分平均分为0.3分。

在问题"你在大部分时间里是否感到孤立无援？"方面，学生1前测分数为1分，后测分数为0分；学生2前测分数为1分，后测分数为0分；学生3前测分数为0分，后测分数为0分；学生4前测分数为1分，后测分数为1分；学生5前测分数为1分，后测分数为0分；学生6前测分数为0分，后测分数为0分；学生7前测分数为0分，后测分数为0分；学生8前测分数为1分，后测分数为1分；学生9前测分数为0

分，后测分数为0分；学生10前测分数为1分，后测分数为0分。其中前测得分平均分为0.6分，后测得分平均分为0.2分。

在问题"你在大部分时间里是否感到心烦意乱？"方面，学生1前测分数为1分，后测分数为1分；学生2前测分数为1分，后测分数为1分；学生3前测分数为0分，后测分数为0分；学生4前测分数为1分，后测分数为0分；学生5前测分数为0分，后测分数为0分；学生6前测分数为0分，后测分数为0分；学生7前测分数为1分，后测分数为1分；学生8前测分数为0分，后测分数为0分；学生9前测分数为0分，后测分数为0分；学生10前测分数为1分，后测分数为0分。其中前测得分平均分为0.5分，后测得分平均分为0.3分。

在问题"你在大部分时间里是否待在家里不愿意去做其他事情？"方面，学生1前测分数为1分，后测分数为1分；学生2前测分数为0分，后测分数为0分；学生3前测分数为1分，后测分数为1分；学生4前测分数为0分，后测分数为1分；学生5前测分数为1分，后测分数为0分；学生6前测分数为1分，后测分数为0分；学生7前测分数为0分，后测分数为0分；学生8前测分数为0分，后测分数为0分；学生9前测分数为1分，后测分数为1分；学生10前测分数为1分，后测分数为0分。其中前测得分平均分为0.6分，后测得分平均分为0.4分。

在问题"你是否经常担心自己的将来？"方面，学生1前测分数为0分，后测分数为0分；学生2前测分数为0分，后测分数为0分；学生3前测分数为0分，后测分数为1分；学生4前测分数为0分，后测分数为1分；学生5前测分数为1分，后测分数为0分；学生6前测分数为0分，后测分数为0分；学生7前测分数为0分，后测分数为0分；学生8前测分数为0分，后测分数为0分；学生9前测分数为1分，后测分数为1分；学生10前测分数为1分，后测分数为0分。其中前测得分平均分为0.3分，后测得分平均分为0.3分。

在问题"你是否觉得自己的记忆力相较于以往更差？"方面，学生1前测分数为1分，后测分数为1分；学生2前测分数为1分，后测分数为0分；学生3前测分数为1分，后测分数为0分；学生4前测分数为1分，后测分数为1分；学生5前测分数为0分，后测分数为0分；学生6前测分数为1分，后测分数为0分；学生7前测分数为1

分，后测分数为0分；学生8前测分数为0分，后测分数为0分；学生9前测分数为1分，后测分数为0分；学生10前测分数为1分，后测分数为1分。其中前测得分平均分为0.8分，后测得分平均分为0.3分。

在问题"你是否觉得现在的生活很美好？"方面，学生1前测分数为1分，后测分数为0分；学生2前测分数为1分，后测分数为0分；学生3前测分数为1分，后测分数为0分；学生4前测分数为1分，后测分数为1分；学生5前测分数为1分，后测分数为1分；学生6前测分数为1分，后测分数为0分；学生7前测分数为1分，后测分数为1分；学生8前测分数为1分，后测分数为0分；学生9前测分数为1分，后测分数为0分；学生10前测分数为1分，后测分数为0分。其中前测得分平均分为1.0分，后测得分平均分为0.3分。

在问题"你是否经常有心情沉重的感觉？"方面，学生1前测分数为1分，后测分数为0分；学生2前测分数为1分，后测分数为1分；学生3前测分数为1分，后测分数为0分；学生4前测分数为1分，后测分数为0分；学生5前测分数为0分，后测分数为0分；学生6前测分数为1分，后测分数为0分；学生7前测分数为0分，后测分数为0分；学生8前测分数为1分，后测分数为1分；学生9前测分数为1分，后测分数为0分；学生10前测分数为1分，后测分数为1分。其中前测得分平均分为0.8分，后测得分平均分为0.3分。

在问题"你是否经常觉得现在的生活没有任何意义？"方面，学生1前测分数为0分，后测分数为0分；学生2前测分数为1分，后测分数为0分；学生3前测分数为1分，后测分数为0分；学生4前测分数为1分，后测分数为0分；学生5前测分数为1分，后测分数为1分；学生6前测分数为0分，后测分数为1分；学生7前测分数为0分，后测分数为0分；学生8前测分数为1分，后测分数为0分；学生9前测分数为1分，后测分数为0分；学生10前测分数为1分，后测分数为1分。其中前测得分平均分为0.7分，后测得分平均分为0.3分。

在问题"你是否经常会为以往的事情而烦恼？"方面，学生1前测分数为0分，后测分数为0分；学生2前测分数为1分，后测分数为1分；学生3前测分数为1分，后测分数为0分；学生4前测分数为0分，后测分数为0分；学生5前测分数为0分，后测分数为0分；学生6前测分数为1分，后测分数为0分；学生7前测分数为0分，后测分数为0分；学生8前测分数为1分，后测分数为1分；学生9前测分数为1分，后测分数为0分；学生10前测分数为0分，后测分数为1分。其中前测得分平均分为0.5分，后测得分平均分为0.3分。

在问题"你觉得现在的生活令人兴奋吗？"方面，学生1前测分数为0分，后测分数为0分；学生2前测分数为1分，后测分数为1分；学生3前测分数为1分，后测分数为0分；学生4前测分数为1分，后测分数为0分；学生5前测分数为1分，后测分数为0分；学生6前测分数为1分，后测分数为0分；学生7前测分数为1分，后测分数为0分；学生8前测分数为1分，后测分数为1分；学生9前测分数为1分，后测分数为0分；学生10前测分数为1分，后测分数为1分。其中前测得分平均分为0.9分，后测得分平均分为0.3分。

在问题"你是否觉得自己开始新的工作较为困难？"方面，学生1前测分数为0分，后测分数为0分；学生2前测分数为0分，后测分数为0分；学生3前测分数为0分，后测分数为1分；学生4前测分数为0分，后测分数为1分；学生5前测分数为0分，后测分数为0分；学生6前测分数为0分，后测分数为0分；学生7前测分数为1分，后测分数为0分；学生8前测分数为0分，后测分数为0分；学生9前测分数为1分，后测分数为1分；学生10前测分数为0分，后测分数为0分。其中前测得分平均分为0.2分，后测得分平均分为0.3分。

在问题"你是否觉得生活充满活力？"方面，学生1前测分数为1分，后测分数为1分；学生2前测分数为1分，后测分数为0分；学生3前测分数为1分，后测分数为1分；学生4前测分数为1分，后测分数为1分；学生5前测分数为1分，后测分数为0分；学生6前测分数为0分，后测分数为0分；学生7前测分数为1分，后测分数为0分；学生8前测分数为1分，后测分数为0分；学生9前测分数为1分，后测分数为1分；学生10前测分数为1分，后测分数为0分。其中前测得分平均分为0.9分，后测得分平均分为0.4分。

在问题"你是否觉得现在的处境已经毫无希望？"方面，学生1前测分数为0分，后测分数为0分；学生2前测分数为1分，后测分数为1分；学生3前测分数为1

分，后测分数为0分；学生4前测分数为1分，后测分数为0分；学生5前测分数为1分，后测分数为0分；学生6前测分数为0分，后测分数为0分；学生7前测分数为1分，后测分数为0分；学生8前测分数为1分，后测分数为1分；学生9前测分数为1分，后测分数为0分；学生10前测分数为0分，后测分数为0分。其中前测得分平均分为0.7分，后测得分平均分为0.2分。

在问题"你是否觉得大部分人比自己强？"方面，学生1前测分数为0分，后测分数为0分；学生2前测分数为0分，后测分数为0分；学生3前测分数为1分，后测分数为1分；学生4前测分数为1分，后测分数为1分；学生5前测分数为0分，后测分数为0分；学生6前测分数为0分，后测分数为0分；学生7前测分数为0分，后测分数为1分；学生8前测分数为1分，后测分数为0分；学生9前测分数为0分，后测分数为1分；学生10前测分数为0分，后测分数为0分。其中前测学生得分平均分为0.3分，后测得分平均分为0.4分。

在问题"你是否经常会为一些小事伤心？"方面，学生1前测分数为0分，后测分数为0分；学生2前测分数为1分，后测分数为1分；学生3前测分数为1分，后测分数为1分；学生4前测分数为1分，后测分数为1分；学生5前测分数为1分，后测分数为0分；学生6前测分数为0分，后测分数为0分；学生7前测分数为1分，后测分数为0分；学生8前测分数为1分，后测分数为0分；学生9前测分数为0分，后测分数为1分；学生10前测分数为0分，后测分数为0分。其中前测得分平均分为0.6分，后测得分平均分为0.4分。

在问题"你是否经常觉得想哭？"方面，学生1前测分数为1分，后测分数为0分；学生2前测分数为1分，后测分数为0分；学生3前测分数为1分，后测分数为1分；学生4前测分数为0分，后测分数为1分；学生5前测分数为0分，后测分数为0分；学生6前测分数为1分，后测分数为0分；学生7前测分数为1分，后测分数为0分；学生8前测分数为1分，后测分数为0分；学生9前测分数为1分，后测分数为1分；学生10前测分数为0分，后测分数为0分。其中前测得分平均分为0.7分，后测得分平均分为0.3分。

在问题"你集中精力是否有困难？"方面，学生1前测分数为1分，后测分数为

1分；学生2前测分数为1分，后测分数为0分；学生3前测分数为0分，后测分数为1分；学生4前测分数为1分，后测分数为1分；学生5前测分数为1分，后测分数为0分；学生6前测分数为1分，后测分数为0分；学生7前测分数为1分，后测分数为0分；学生8前测分数为1分，后测分数为0分；学生9前测分数为1分，后测分数为1分；学生10前测分数为0分，后测分数为0分。其中前测得分平均分为0.8分，后测得分平均分为0.4分。

在问题"你早晨起来活泼吗？"方面，学生1前测分数为1分，后测分数为0分；学生2前测分数为1分，后测分数为0分；学生3前测分数为1分，后测分数为1分；学生4前测分数为1分，后测分数为1分；学生5前测分数为1分，后测分数为0分；学生6前测分数为1分，后测分数为0分；学生7前测分数为0分，后测分数为0分；学生8前测分数为0分，后测分数为0分；学生9前测分数为1分，后测分数为1分；学生10前测分数为1分，后测分数为0分。其中前测得分平均分为0.8分，后测得分平均分为0.3分。

在问题"你希望避开聚会吗？"方面，学生1前测分数为1分，后测分数为0分；学生2前测分数为0分，后测分数为0分；学生3前测分数为0分，后测分数为1分；学生4前测分数为1分，后测分数为1分；学生5前测分数为1分，后测分数为0分；学生6前测分数为0分，后测分数为0分；学生7前测分数为1分，后测分数为0分；学生8前测分数为0分，后测分数为0分；学生9前测分数为1分，后测分数为1分；学生10前测分数为1分，后测分数为0分。其中前测得分平均分为0.6分，后测得分平均分为0.3分。

在问题"你容易做出决定吗？"方面，学生1前测分数为0分，后测分数为1分；学生2前测分数为0分，后测分数为0分；学生3前测分数为1分，后测分数为1分；学生4前测分数为1分，后测分数为1分；学生5前测分数为0分，后测分数为0分；学生6前测分数为1分，后测分数为0分；学生7前测分数为1分，后测分数为0分；学生8前测分数为0分，后测分数为0分；学生9前测分数为1分，后测分数为1分；学生10前测分数为1分，后测分数为0分。其中前测得分平均分为0.6分，后测得分平均分为0.4分。

在问题"你的思路像以往一样清晰吗？"方面，学生1前测分数为1分，后测分数为1分；学生2前测分数为1分，后测分数为0分；学生3前测分数为1分，后测分数为1分；学生4前测分数为0分，后测分数为1分；学生5前测分数为1分，后测分数为0分；学生6前测分数为1分，后测分数为0分；学生7前测分数为1分，后测分数为0分；学生8前测分数为1分，后测分数为0分；学生9前测分数为1分，后测分数为1分；学生10前测分数为1分，后测分数为0分。其中前测得分平均分为0.9分，后测得分平均分为0.4分。

学生1前测总得分为21分，后测总得分为12分；学生2前测总得分为22分，后测总得分为8分；学生3前测总得分为20分，后测总得分为16分；学生4前测总得分为22分，后测总得分为16分；学生5前测总得分为17分，后测总得分为4分；学生6前测总得分为17分，后测总得分为3分；学生7前测总得分为18分，后测总得分为8分；学生8前测总得分为18分，后测总得分为7分；学生9前测总得分为24分，后测总得分为18分；学生10前测总得分为19分，后测总得分为8分。

2.结果分析

经过统计与计算得出10名大学生孤独量表前测平均分数为50.8分，抑郁量表前测平均分数为19.8。在进行音乐治疗干预之后，对大学生进行孤独量表和抑郁量表后测，所得前后两次测试结果具体如下所示。

10名大学生孤独量表前测平均分值为50.8分。

10名大学生抑郁量表前测平均分数为19.8分。

10名大学生孤独量表后测平均分数为46.5分。

10名大学生抑郁量表后测平均分数为10.0分。

从测试结果可以看出，在经过音乐治疗干预之后，10名大学生的抑郁症状以及孤独感有了明显改善，其中大学生孤独感在干预之后下降了8.5%，抑郁症状下降了49.5%。在所有问题中，"你经常感到寂寞吗""你经常感到自己与其他人亲近吗"这两个问题的后测分数下降十分明显，分别达到了54.1%和44.4%。"你是否觉得生活空虚"这一问题在后测中表示感到空虚的人数从8人减少到3人。

除此之外，在对10名大学生观察中发现，10名大学生在音乐治疗干预下的行为产生了一定变化：第一，言语表达次数增多，并且在音乐治疗干预过程中和音乐治疗师的目光接触时间变长；第二，肢体活动次数增多；第三，和其他人合作协同关系有所增强；第四，食欲有所好转；第五，睡眠质量得到一定改善；第六，部分在身体方面有疼痛感的学生表示自己疼痛感有所减弱。这些结论由于没有进行定量数据跟踪统计，所以在这里仅作为参考。

下面内容显示的是6次音乐治疗干预过程的描述和分析。

在第一次音乐治疗中，大部分学生反映自己在初次被告知要接受音乐治疗时并没有对音乐治疗抱太大希望，并且表示自己由于长时间的孤独、沉默以及不喜欢被人关注，已经对任何事情都提不起兴趣，对所有事物都没有好奇心，因此对音乐治疗也没有任何感觉。但是在进行第一次音乐治疗的过程中，音乐治疗师观察到所有学生都感受到音乐的力量，被音乐旋律带入一种奇妙的音乐世界。同时，随着音乐中情感的不断变化，比如从忧伤到轻快，从柔和到热烈，使所有学生感受到自己正在跟随音乐旋律从负面情绪的阴暗中走出，进入充满阳光的地方。在第一次音乐聆听治疗结束之后，音乐治疗师表示自己发现很多学生的情绪有所改善，已经从以往的低沉变得开朗与活泼。从整体上来看，第一次音乐治疗先是通过哀伤的音乐和所有学生产生情绪上的共鸣，然后通过音乐旋律将学生的积极情绪引导出来，整体上获得了预期效果。

在进入音乐自由联想阶段时，在播放音乐的过程中，不同的学生有不同的反应，一些学生整体表现较为兴奋，情绪较为高涨，还有一些学生跟随音乐一起歌唱。但是其中有部分学生表现较为冷漠，没有产生明显反应，从始至终没有表达。通过后续了解，发现这部分学生本身对唱歌兴趣不足。从这里能够看出，音乐治疗在面对不同的治疗对象时，尤其是在面对有不同音乐背景以及不同音乐喜爱程度的治疗对象时，会产生不同的治疗效果。在这一方面，当前的音乐治疗相关研究已经证明，所以在这里不进行进一步论述。

在第二次音乐治疗中，首先进行了音乐肌肉渐进式放松训练，然后引导学生进行音乐自由联想。音乐肌肉渐进式放松训练这一步骤能使所有学生的身心在音乐以及音乐治疗师引导语的引导下进入放松状态，甚至进入半催眠状态。然后在之后的音乐自由联想阶段，主要强化学生从原本孤独、焦虑等向积极美好的转变。在之后的讨论阶段，所有学生都在音乐治疗师的引导下讲述了自己的音乐联想内容，然后音乐治疗师根据学生所讲述的内容引导学生说出这些音乐联想内容和现实生活的联系，从而帮助学生梳理并找到学生在现实生活中所产生的各种心理问题。在讨论过程中，在音乐的前半段，大部分学生进入一种空虚和迷茫的状态。一些学生表示自己在音乐的前半段想象自己正处于一个阴暗的地方，四周的景物模糊不清，没有一丝光亮，然后感到自己正在向一个似有似无的出口快速前进，但是脚下无力，很长时间也没有到达这个地方。也有部分学生表示自己在联想中看到了死在草原中的老树，老树残存的枝干和树叶在寒风中飘落。在进入音乐后半段之后，一些学生表示自己的情绪开始从低沉、阴暗变得更加舒缓和轻松。音乐治疗师发现大部分学生的表情变得更为舒展，并且有部分学生脸上露出微笑。之后随着音乐积极情绪的不断发展，所有学生变得更加愉悦和轻松。

从整体上来看，第二次音乐治疗在第一次音乐治疗干预的基础上，帮助所有学生从原来的消沉情绪逐渐转变为平静和轻松愉快的心理状态。从第二次音乐治疗干预开始，加入了一些肢体运动方法，这种方法能够对学生的中枢神经控制系统进行刺激，帮助学生打破常规思维，并且摆脱以往习惯和心理状态的限制，提升学生的理解能力和创造能力，从而引导学生能够通过自我意识产生变化，同时也能够改善学生的运动机能。最终结果显示，在10名学生中有效参与该活动的学生为7人，但是所有人都对这样的音乐治疗干预给予了肯定。对部分学生来说，这样的肢体运动尽管难度较大，但是这部分学生依然表现出了积极参与的热情，充分配合音乐治疗师的引导做出相应动作。

在第三次音乐治疗中，仍然是先进行音乐肌肉渐进式放松训练，然后进行指导性音乐想象。在音乐肌肉渐进式放松训练中，播放了"小溪"吟诵主题的音乐，使所有学生身心进入完全放松状态。第三次指导性音乐想象相较于第二次音乐治疗的音乐想象存在一定不同，即所播放的从始至终都是舒缓、美好以及积极的音乐，在前两次音乐治疗干预的基础上再次体验积极和美好，促使学生的积极美好体验得到了进一步强化。进入音乐绘画阶段之后，学生在同一张纸上跟随音乐作画，音乐治疗师是根据所有学生作画的选题、内容以及和其他人合作协调等方面的情况找到学生存在的心理问题，同时通过与学生讨论其现实生活中的感受来进一步解决学生内心潜在的心理问题。最终结果是10名学生中有8名学生参与了音乐绘画活动，音乐治疗师表示通过该活动学生参与活动的积极性相较于前两次有所提高，原来部分没有任何反应并且无配合的学生数量有所降低，其中一名没有参与音乐绘画的学生参与了之后的音乐绘画作品讨论活动，并且对其他人的绘画作品进行了评价。在讨论过程中，音乐治疗师表示在所有学生依次讲出自己所画内容的意义以及这些内容与自身实际生活的联系之后，这些学生内心的不良情绪和心理问题得到了宣泄和缓解。比如，一些学生讲出了藏在自己内心多年的经历，一些学生则讲出了自己在家中与父母关系不和谐，等等。总体上来看，所有的学生在倾诉后都感觉到内心更加轻松，并且产生了一种归属感，原本烦躁的心情得到了一定缓解。

在第四次音乐治疗干预中，仍然是先进行肌肉渐进式放松训练，然后进行指导性音乐想象。在肌肉渐进式放松训练中，播放了"小溪"吟诵主题的音乐，使所有学生身心进入完全放松状态。在指导性音乐想象过程中，有5名学生表示自己在音乐治疗师的引导下仿佛进入一个大草原中，并且感受到了其中的云朵、青草以及花香，产生了舒适和放松的感觉。另外有2名学生在此过程中进入睡眠状态。然后在乐器即兴演奏过程中，音乐治疗师表示所有学生都体会到了团体凝聚力，激发了所有学生参与的热情，所有人都在为共同目标而努力，最终在团体协作过程中找到了自己的作用和价值。音乐治疗师指出，在此次音乐治疗干预过程中所有学生都表现出了相较于前几次音乐干预治疗更加积极的配合，所有学生在团结合作中寻找在乐器演奏过程中产生的问题，并且提出了改进建议，同时为团体中其他成员的进步感到高兴。在这一过程中，很多学生表示没想到自己能够演奏出如此好听的音乐，这种成就感已经消失很多年。总体上来看，在这次音乐治疗干预之后所有学生的自我评价有一定程度提升，并且产生了更强的集体归属感，和其他人之间的交流交往也更加积极和热情。

在第五次音乐治疗干预中，仍然是先进行肌肉渐进式放松训练，然后进行指导性音乐想象。在肌肉渐进放松训练中，主要播放了"小溪"吟诵主题的音乐，使所有学生身心进入完全放松状态。接下来进入学唱歌阶段，在此过程中不同学生产生了不同反应，其中喜欢唱歌或有一定唱歌基础的学生表现得更加热情，声音更加自然洪亮，而原来不喜欢唱歌或没有唱歌基础的学生则表现出声音较小、整体不够自信的反应，在唱歌过程中仅仅只是附和他人进行演唱。所以在此过程中音乐治疗师对表现出较高热情的学生给予了肯定的评价，对其中表现不够积极的学生也给予了一定鼓励。之后在音乐治疗师的指导以及鼓励下，原本表现不好的学生有一定的改变，使整个团队的声音更加统一与和谐，同时也使所有学生在歌曲演唱过程中获得了成就感。所有学生在音乐治疗过程中表现出了舒展的表情，并且和其他人的交流次数也明显增加。

在第六次音乐治疗干预中，仍然是先进行肌肉渐进式放松训练，然后进行指导性音乐想象。在肌肉渐进式放松训练中，主要播放了"小溪"吟诵主题的音乐，使所有学生身心进入完全放松状态。在进入由音乐治疗师带领的"我要做领舞"这一阶段之后，所有学生的参与积极性达到顶点，从一开始在动作方面有些拘谨到后来动作更加有力大方，再到最后的越来越有表现力，所有学生都在这样的活动中感受到了快乐与轻松，释放出了久违的笑声。一部分学生表示自己在这一活动中仿佛回到了童年。尽管其中有部分学生的动作幅度不足，但是相较于以往也表现出了更加积极的行动力和创造力，这样的活动使每一名学生都在充分体验活动的乐趣，没有一名学生不是全身心参与的。其中有一名学生由于在之前腿部受伤，因此不能够站立做所有动作，即使坐在座椅上依然积极参与活动。

6次音乐治疗干预都实现了学生从消极到积极转变的目标，所有学生都表示自己原本的负面情绪在音乐治疗干预之后得到一定程度的改善，在音乐治疗干预之后愿意参与集体活动和他人进行交流沟通，并且感到自己的抑郁症状得到了一定缓解，在面对实际生活时有了更多的热情。

3.结论讨论

通过试验得出，音乐治疗能够干预大学生心理与感受的假设成立。音乐治疗对缓解大学生抑郁症状有一定功效，并且在帮助大学生抒发情感、发泄不良情绪，以及促进大学生与他人的交流沟通等方面有着独特作用。

第七章　音乐治疗与残疾人心理危机

音乐作为一种跨越语言、文化、年龄、性别的艺术形式，具有独特的治疗能力。音乐可以温暖人心、唤起情感、减轻人的压力，对于那些面临心理危机的人来说尤其重要。残疾人是社会中的一个弱势群体，他们往往面临生活上、心理上的各种困境和挑战。在这个过程中，音乐治疗成为一个热门话题，迅速受到广泛的关注和支持。本章将探讨音乐治疗如何帮助残疾人度过心理危机，以及音乐治疗与残疾人心理危机未来的发展方向和挑战。

第一节　残疾人心理危机的表现

心理危机表现在多个方面，比如生理方面、情绪方面以及认知方面等。下面主要以外伤或突发疾病而导致躯体出现伤残的残疾人为例，对残疾人心理危机进行研究。残疾人由于身体存在缺陷，相较于健全人在各个方面存在一些差距，所以在日常生活中大部分健全人可以从事的劳动而这些残疾人难以完成甚至无法完成，导致他们在社会环境中较为被动，从而产生沮丧、焦虑以及抑郁的情绪。受这些负面情绪的影响，他们的正常生活受到极大限制。

一、自理无力感危机

无力感指的是人本身对自身行为所形成的结果感到无力，从而产生失控或自我放弃的心理。对残疾人来说，无力感指的是一种对自身身体无法恢复正常，以及对自己未来生活所产生的担忧。所以，无力感在通常情况下是残疾人在日常生活中屡次经历失败所形成的一种负面情绪。

（一）自理方面的负担

在本次研究中，研究对象共有7名，其中3名是由突发疾病导致的肢体残疾，另外4名是由外伤所导致的肢体残疾。无论是突发疾病还是外伤都导致这些残疾人自理能力大幅降低，甚至其中一部分人已经丧失了大部分自理能力，也导致他们的原有生活被打破。即使其中有一些人在遭受疾病或外伤的影响之后进行了积极的康复训练，但是这些康复训练并没有帮助他们恢复到原来的水平，导致他们在日常生活中会产生较多负面情绪，并且需要面对巨大的生活压力。

在7名研究对象中，有2名对象是由交通事故导致的残疾。其中一名研究对象需要长期在家进行康复治疗，并因此失去了原有的工作，失去经济来源后要面对极大的经济压力，因此内心产生了极大的负担，这些心理负担导致他在日常生活中时常感到十分无力。另一名研究对象在交通事故发生前喜欢与朋友外出活动，但是在交通事故之后由于肢体残疾的影响，尽管还能够下地走动，但是要长时间走动就需要有家人的陪伴，他并不想为家人带来负担，想要依靠自己恢复到原来的生活。

（二）对未来的担忧

对大部分肢体残疾人而言，在日常生活中需要家人照顾。在本次研究的7名成员中，基本为30~45岁的中青年人，其中有部分成员处于单身状态，还有部分成员已经成家，这部分人每当想起自己需要家人照顾就会产生较大的压力，为自己的未来生活感到担忧。

在这组成员中，一位成员是遗传性小脑萎缩导致的肢体残疾，并且其母亲也是因遗传性小脑萎缩而去世的。该成员在肢体残疾之后依靠低保以及微薄的工资勉强维持生活，承受着巨大的心理压力，无法想象自己未来的生活。

二、情绪抑郁危机

抑郁是一种较为常见的、会对身心健康产生负面影响的消极情绪。根据相关调查，目前有20%左右的成人存在不同程度的抑郁症状。对肢体残疾群体而言，由于肢体残疾方面的影响会更少与他人接触或参与社会活动，从而导致这部分人更加容易产生抑郁情绪或孤独感。在本次研究的小组成员中，大部分人在肢体受到伤残之后身体状态的变化使他们难以融入正常的社会生活，并且不能以乐观的心态去面对生活，从而导致他们产生了抑郁情绪。

（一）孤独苦闷心情

其中一位小组成员表示，自己在身体残疾之后没有什么朋友，即使是之前的朋友也联系较少。同时该成员还表示，当前大家的圈子都不一样，即使见面之后也无法像从前一样有共同的兴趣或话题。另一位成员表示自己在身体残疾后已经没有什么朋友，并且由于自己行动不方便所以不想麻烦其他人，因此不愿意出门。

在本次研究的小组成员中，一位成员在出现肢体残疾之前是一个乐观向上的人，但是自从出现肢体残疾之后极少与他人进行交流，整个人变得沉闷和压抑，他觉得自己已经回不到从前，没有人能够理解他的痛苦。在与另一位成员进行交谈的过程中，发现该成员极度不自信并且对现状感到十分无力，他本身表示想脱离这种苦闷，但是自己没有任何办法。

（二）自卑羞耻的认知

自卑是人所产生的一种消极的自我评价或自我意识。自卑主要是由个体自我评价偏低所形成的一种消极情绪，主要表现为惭愧、不安、内疚、灰心以及悲观。对于肢体残疾人员而言，由于其本身所存在的生理缺陷，容易使其产生自己与他人不同或低人一等的错误认知，而这种错误认知会导致肢体残疾人员更加难以融入正常社会生活。比如其中一位成员表示自己走在路上时，能够感受到其他人用异样的眼光看自己，无法想象自己未来生活的样子。再比如一位成员表示自己害怕其他人以有色眼光看他，希望自己可以在未来结婚生子过上健全人的生活，但又觉得是不可能的事情。

上述两人尽管都希望自己可以融入健全人的圈子，希望社会可以包容和接纳他们，但是由于自己的肢体残疾，他们产生了自卑羞耻的感觉。

三、社会参与危机

由于残疾人在生活、社会权利以及权利保障等方面会受到一定阻碍，以及存在健康人和残疾人之间主观上的阻碍，因此导致残疾人在参与社会生活方面往往会受到一些负面影响，不能很好地参与社会生活。本次研究的成员由于没有相关的辅助器具以及其他的无障碍设施，导致他们极少出门，再加上社会环境所产生的影响，使他们在人际交往上存在较大障碍。

（一）社会活动缺失

一位成员表示自己在出现身体残疾之后也试过找工作，但是在工作过程中受到了同事和领导的冷眼，觉得自己是被社会所排挤的人员，只有和自己身体情况差不多的人才不会排挤自己。另一位成员表示自己在身体残疾之后尽管有很多人关心自己，但是自己始终感觉与其他人存在区别，所以辞掉了工作，足不出户。

在上述两位成员中，一位成员在试图寻找工作失败之后来到康园工作，他认为在康园工作的人都是与他一样存在身体缺陷的人，所以相互之间可以理解和照顾，并且没有像外界其他人的异样眼光。尽管当前政府给予残疾人极大的保护和支持，但是很多残疾人在参与社会活动时会遭受到异样的眼光，从而给残疾人造成了较大的心理障碍。另一位成员由于已经形成"我和其他健全人不一样"的观念，不愿意重新参与社会活动。对于这些人员，社会需要给予他们更多的关怀，需要鼓励他们走出家门重新参与社会活动。

（二）人际交往断层

很多残疾人在人际交往过程中会遭受多重阻碍。学者邱洪峰曾经指出，残疾人在人际交往过程中往往会存在多方面的问题：第一，大部分残疾人在人际交往过程中会自我封闭；第二，大部分残疾人在交往过程中往往缺乏自信；第三，大部分残疾人在人际交往过程中会产生自卑心理或边缘人矛盾心理。学者胡彬彬认为残疾人在人际交往过程中受到多重阻碍的原因，主要为健全人对残疾人的漠视以及偏见，正是由于这种错误认知导致残疾人在人际交往过程中遭到了强大的交际排斥力量的阻碍。

一位成员表示，自己在出事之后几乎没有与原来的朋友联系，从早到晚都在家里，也没有任何心思出去寻找其他朋友，认为别人不愿意和自己这样的人交朋友。另一位成员表示自己在出事之前有很多朋友，但是在出事之后自己变得封闭，怕被自己的朋友嫌弃所以不指望再交朋友。

在上述案例中，第一位成员是在骑摩托车出去玩耍的过程中出事导致残疾，尽管在经过一段时间的康复训练之后可以行走，但是已经无法恢复到原有状态，所以以往的朋友在知道他身体不便之后也极少叫他外出参与活动，导致该成员没有信心认识新的朋友。第二位成员是需要锻炼人际交往沟通能力，重新建立与他人交往的信心。

四、社会支持危机

社会支持指的是一种基于个体从社会关系中为其提供精神以及物质上的支持。通常情况下，社会支持可以分为正式支持和非正式支持两种类型。无论是正式支持还是非正式支持，都能够减轻个体心理的应激反应，帮助个体缓解紧张状态，从而提升个体的社会适应能力。由此，社会支持对个体心理健康有着重要的作用。

（一）正式支持不足

从目前实际情况来看，我国政府相关部门在残疾人事业发展中所发挥的作用较为有限，导致残疾人得到社会支持的社会化程度较低。在基于残疾人社会支持的模式方面，主要采用的方式为单向式给予的方式，即由支持方向受助方提供钱财或其他物品。在这样的模式下，支持方往往会产生一种家长作风，再加上受助方的实际需求没有得到充分表达，导致受助方在这样的支持模式中经常处于被动地位。

尽管我国政府在政策方面不断地进行优化调整，但是不同残疾人的情况存在较大差异，这导致政府的支持存在一定缺陷。比如本次研究的7位成员中，有一位成员因为小脑萎缩而导致身体残疾，整体情况相较于其他6位更加严重，但是政府给予其的支持和其他成员基本一致。还有另外一位成员在认识到自己身体情况更加糟糕的情况下，尽管社区为其申请了一些补助，但是这些补助对其生活上的帮助十分有限。

从上述案例可以看出，一些残疾人员尽管情况更加严重，但是所获得的支持与其他残疾人员基本一致，这导致政府支持无法满足其实际需求。另外，一些残疾人员不仅需要心理上的支持，还需要更多物质上的支持。由于当前制度方面尚不完善，因此无法为这样的残疾人员提供符合其实际需求的帮助。

（二）非正式支持缺失

肢体残疾人员往往会存在不同程度的自卑心理或抑郁情绪，他们希望自己可以从家人、朋友以及社区等方面获得尊重和关心。好的人际网络系统能够使残疾人员在精神上得到更多安慰，从而使这些残疾人员减少不良情绪的形成。但是从实际情况来看，一些残疾人员表示自己十分缺乏来自家人以及朋友的关心和尊重，这使他们感到沮丧。

本次研究中的一位成员表示自己是在离异之后突发疾病，并且在患病之后脾气变得愈加暴躁，导致与儿子的关系越来越差。相关工作人员与之交流之后发现，该成员经常在康园内待到很晚才走，甚至在一些时候即使下班他也不愿意回家。另外一位成员表示在刚开始时家里人对自己照顾有加，做任何事情都会顾及他的感受，但是在经过较长时间之后家人对自己的关心已经大不如前。

很多肢体残疾人员由于缺乏非正式支持，在日常生活中会产生更多的心理压力，并且在产生心理压力之后不知道向谁倾诉，更不知道该寻求谁的帮助，这导致残疾人对人际交往既渴望又害怕，但最终还是选择自己承受。本次研究的大部分成员存在这样的困惑，在他们的内心积压了很多委屈，不知道通过哪些途径进行宣泄，从而导致这些消极情绪不断冲击其心理，影响他们的身心健康。

第二节 音乐治疗对残疾人心理危机的介入

通过实际调查发现，在残疾人群体中肢体残疾人占比最高。由于肢体残疾人员在生理上存在的局限，他们在社会参与以及生活等方面受到了不同程度的影响，他们不仅需要获得身体上的康复，而且需要能够满足他们心理上的需求。在本次研究中，所有的小组成员都是因不幸而导致躯体受到永久性伤残，相较于天生残疾的人群而言，他们承受着更大的心理压力。为了能够准确了解肢体残疾人员的身体状况以及心理危机情况，相关人员对20名残疾人进行了实际访谈。

通过前期的访谈和筛选，最终选择了7名符合要求的肢体残疾人员作为小组成员。在这些小组成员中，其中有4名成员是由突发疾病而产生身体伤残，剩余3名则因为意外事故而导致出现身体伤残，主要为大腿骨折、手部残疾和偏瘫。在前期访谈过程中，工作人员发现这些残疾人员存在一定程度的心理压力以及不良情绪，并且在经过沟通之后他们表示希望通过参加此次活动来缓解自己的心理压力，希望以更加积极的心理状态来应对以后的生活。

对肢体残疾人心理危机的干预旨在帮助他们恢复正常的压力水平，并且使他们之间可以相互支持。同时，音乐治疗小组能够通过音乐的优势来影响残疾人员的生理节奏，通过音乐的交流和传递进入残疾人员的内心世界，缓解他们的心理压力，调节他们的不良情绪，从而帮助他们走出心理危机。另外，缓解残疾人员的心理危机可以使他们更好地接受康复治疗。

本次治疗研究主要选择了7名身体残疾人员组成音乐治疗小组，具体情况如下：第一，小组人数为7人；第二，小组成员均为30~45岁的中青年人，并且肢体存在轻度残疾，心理压力超过标准水平；第三，工作人员中有两名残疾人项目社会工作者与一名实习生；第四，活动地点在珠海市某康园中心。

一、肢体残疾人员心理危机小组服务需求评估

（一）需求评估方法

为了能够真实了解残疾人的实际情况，在小组工作开展之前选择了部分肢体残疾人员进行实际访谈和测量，并根据访谈以及测量所得的结果来评估小组需求。第一，充分结合线上线下优势，对肢体残疾人员和音乐治疗的相关文献资料进行查阅，收集相关学者的研究成果，以此来进行分析和借鉴。实际调研和文献研究相结合能够更好地了解肢体残疾人群中存在的实际问题以及心理危机方面的实际情况，从而为实际研究提供更多依据。第二，为了收集肢体残疾人员的真实信息，此次活

动中相关工作人员对残疾人员进行了实地访谈，了解了残疾人员目前的生活情况和实际需求。同时，相关工作人员还对一线社工进行访谈，以此来了解残疾人的实际生活情况以及存在的心理问题。第三，在正式展开研究之前，对选择的7名肢体残疾人员进行了量表测量，旨在通过特定的指标更加准确地判断小组成员的实际需求以及心理压力的实际情况，同时在此基础上确定小组目标，为后续方案的制定提供指导方向。

（二）需求评估总结

根据已收集的信息资料和对肢体残疾人员实际情况的了解，总结了这一群体当前的实际需求，具体如下。

第一，肢体训练和康复需求方面。肢体残疾人员由于长期行动不便，会保持一种坐卧姿态，这导致他们部分肌肉结构出现萎缩和僵硬的情况。长此以往，必然会导致这些肢体残疾人员的康复训练难以获得良好效果。同时，由于身体锻炼和运动技能提升意识方面的缺乏，肢体残疾人员产生了无力感，因此认为自己的身体已经没有任何改善的余地。

第二，社会交往和人际需求方面。肢体残疾人员由于身体的突然变化变得封闭，失去了与他人交流交往的信心，再加上存在部分健全人对肢体残疾群体的不理解和冷漠，导致他们在人际交往方面需要面对多种困难。内心的压力和客观环境所带来的负面影响导致他们产生了巨大的心理压力。

第三，自我认同和接纳需求方面。肢体残疾人员在经历自己身体的意外残疾之后，难以接受残疾对自己生活所带来的冲击，并且在尝试恢复以往生活失败之后，便开始否定自己的生活。在社会方面，肢体残疾人员通常会被贴上没有能力的标签，所以会被部分健全人用异样的眼光看待，从而导致肢体残疾人员存在较大的心理压力。

二、音乐治疗的理论内涵

音乐治疗已经被古人认为是一种可以促进人身心健康的重要手段。从前文内容可知，无论是柏拉图还是毕达哥拉斯，都曾指出音乐具有恢复性和治愈性。音乐治疗方法旨在将病人的身体以及心灵与精神相联系，从而对个人产生积极的影响。

（一）音乐治疗的介入形式

从目前来看，存在于世界各个国家常用的音乐治疗方法可以分为三种类型：第一种是接受式音乐治疗方法，第二种是娱乐式音乐治疗方法，第三种是即兴演奏式音乐治疗方法。其中，接受式音乐治疗方法可以使病人在聆听音乐的过程中产生各种生理反应和心理反应；娱乐式音乐治疗方法是参与者在其中不仅可以聆听音乐，同时还可以亲身参与各种音乐活动；即兴演奏式音乐治疗方法是通过自选乐器来进行即兴演奏的音乐治疗。从治疗的形式及性质方面来看，主动音乐治疗能够与社会工作产生更好的结合效果，而被动音乐治疗适合小组社会工作。在本次研究中主要采用被动音乐治疗，即通过聆听音乐的方式来使参与者心情得到缓解，并且愉悦他们的精神，使他们在内心深处产生情感联结。

音乐治疗是从病人的身体、心灵以及情绪多个方面出发，调节病人的身心，具体形式为：第一，通过音乐帮助病人建立联系并且形成联结；第二，通过音乐调整呼吸的方式促使不同组员之间消除陌生感，形成一种更加安全和轻松的小组氛围；第三，调动病人的情绪，帮助病人主动分享自身感受，并且在小组成员互相熟悉后通过歌唱、聆听音乐等方式，进一步调动组员不愿意通过语言进行表达的情绪以及感受，从而推动组员能够积极参与团体活动，进行交流与分享；第四，通过音乐想象、音乐创作的方式，引导小组成员通过音乐袒露藏于内心深处的压力，从而宣泄内心深处的消极情绪。

（二）音乐治疗的介入途径

在实际工作进展过程中，音乐治疗主要通过不同的音乐体验或音乐形式来改善治疗对象生理、心理以及人际关系等方面的状态，从而达到恢复治疗对象心理或生理健康的目标。

第一种途径是基于心理与身体层面的介入途径。根据中医学的观点，人的身体和情绪可以相互作用，两者相互贯通。在实际工作中，这一途径主要是在音乐背景下通过健康操、手指操、呼吸调整等方法使小组成员在音乐节奏中放松自己的身体。通过这种技术途径可以促使小组成员学会根据音乐的特性，判断自身的身体情况以及心理情况，并且在感受自己身体与心理情况的基础上接纳自己，学会从身体到心理层面逐步缓解紧张感。

第二种途径是基于心理和情绪层面的介入途径。传统医学与现代医学都指出，如果个体过分压抑自己的情绪就容易产生疾病。音乐能够为个体提供宣泄情绪的渠道，满足个体排解自身不良情绪，缓解自身心理压力的需求。在实际工作中，这一途径主要是采用音乐想象、音乐回忆以及音乐同步等方式来引导小组成员表达自己内心的抑郁感受，宣泄自身存在的消极情绪。

第三种途径是基于社会与人际层面的介入途径。从社会功能方面来看，音乐是一种重要的社交方式。在实际工作中，这一途径指的是相关工作人员通过各种音乐活动为小组成员提供更为轻松和舒适的环境，促使小组成员能够在这样的环境中通过音乐形式与其他人进行交流，从而增强他们的人际沟通能力、语言表达能力以及自我控制能力。在这一过程中，可以使用音乐创作或音乐游戏的方式将所有小组成员组合在一起，以此来形成小组动力，促进成员的改变。

（三）音乐治疗介入的技巧

本次研究主要应用的音乐治疗技巧包含歌曲讨论、音乐回忆、音乐想象、音乐放松以及音乐合唱等技巧。

第一，歌曲讨论技巧中最为重要的方法是在音乐欣赏的基础上对小组成员进行心理治疗，其中的主要干预要点在于小组成员欣赏完一首音乐之后，领导小组成员结合自身对音乐内容的感受以及体验来进行相互讨论。在此过程中，歌曲必须由小组成员进行选择，因为这种由小组成员自主选择的歌曲能够更好地帮助小组成员了解自身情况，从而对自身的心理进行有效调整，促使自身达到身心和谐的状态。歌曲讨论的主要目标在于促使小组成员之间有更多的语言和情感交流，并且在此基础上引导小组成员对自身的信念以及思维合理性产生正确判断。

第二，音乐回忆技巧的主要目标是使治疗对象能够从音乐中感受到情感以及唤醒治疗对象的回忆，从而达到治疗的目标。在团体治疗过程中，音乐回忆技巧的主要手段是向治疗对象播放对其有特别意义或记忆深刻的歌曲，以此来引起小组成员之间产生情感共鸣并且建立情感层面的联结。在共同音乐回忆的支撑下，还可以使小组成员之间有更为强烈的情感倾诉以及交流沟通，从而达到宣泄情绪和情感沟通的目标。

第三，音乐想象技巧是一种在特别选取的音乐基础上促使治疗对象产生音乐想象的技巧。在音乐想象中，通常情况下想象是生动的视觉联想，有时会伴有较为强烈的情绪反应。小组成员在特定的音乐背景中所产生的音乐想象通常情况下与其内心深处的情感或潜意识相关，能够折射出小组成员以往的经历。在音乐想象结束之后，音乐治疗师引导小组成员探讨在音乐想象过程中自己脑海里所产生的意象以及这些意象所代表的意义。

第四，音乐放松技巧的原理是结合音乐本身特性，通过听觉刺激来帮助治疗对象缓解心理方面的紧张与焦虑，从而放松治疗对象躯体部分肌肉的应激状态。音乐放松技巧的目标在于促使治疗对象能够跟随音乐的韵律以及节奏调整呼吸，然后感受躯体的紧张与松弛，从而释放心理的紧张感，进而释放肌肉的紧张感，最终实现身心的放松和舒适。

第五，音乐合唱技巧主要是借助音乐本身所具备的力量，对人的情感产生刺激作用，促使人的情绪产生波动。在合唱过程中，可以促使小组成员之间进行情感交流，从而增强小组成员之间的情感联结。合唱音乐治疗的目标在于促进小组成员之间的交流沟通，通过共同的音乐参与改变小组成员的情绪以及行为。

三、音乐治疗小组方案设计

（一）设定小组目标

音乐治疗小组的目标主要是在结合社会工作专业价值观和小组成员实际需求的基础上进行设定的。对于肢体残疾人员心理危机小组而言，音乐治疗模式主要是从身体、心理以及人际社会关系三个方面进行干预和介入，并且通过音乐放松、音乐想象以及音乐创作等方式促使小组成员身体健康意识得到提升，同时缓解小组成员的心理压力以及增强小组成员的社会人际关系。

为了保障音乐治疗小组目标可以顺利达成，对小组总目标设置为：第一，通过参与音乐治疗小组，80%以上的组员的不良情绪得以宣泄，心理压力得到缓解并且掌握相关的音乐缓解压力的方法与技巧；第二，80%以上的小组成员能够恢复社会功能和情感功能，并且延续音乐治疗对其所产生的积极作用。

小组的分目标设定是为了保障音乐治疗小组的所有主要环节都可以落实和回应总目标，同时能够指引社会工作人员在结合总目标的基础上充分满足服务对象的实际需求。在本次活动中，音乐小组目标具体如下。

目标一：通过参与音乐治疗小组，80%以上的组员内心不良情绪得以宣泄，心理压力得到缓解且掌握相关的音乐缓解压力的方法与技巧。衡量指标为：第一，小组成员可以在小组中体会音乐治疗对其心理、身体以及社会关系各个方面的恢复功能；第二，小组成员通过倾听音乐可以感受到音乐对其自身情绪的影响，并且掌握自我调节的方法与技巧；第三，小组成员之间通过音乐联结能够分享自己积累的缓解压力的经验，从而重新树立合理的自我认知以及形成积极的生活态度。

目标二：通过音乐治疗，80%以上的小组成员能够恢复社会功能和情感功能，并且延续音乐治疗对其所产生的积极作用。衡量指标为：第一，小组成员之间通过音乐进行交流与沟通，实现相互支持和相互分享，并且使不同组员之间的关系转化为更加长久的支持；第二，小组成员通过学习音乐放松、音乐舒压等知识，将音乐治疗所产生的积极作用延续到今后的生活之中。

（二）确定服务计划

对小组成员实际需求进行评估与分析之后，结合上述内容所确定的小组目标，制订出6次小组服务计划。在小组服务计划制订方面主要围绕以下几点展开。

第一，音乐治疗小组在每周二上午开展治疗。在针对肢体残疾人员心理危机干预这一主题方面，首先以小组成员身体健康作为起始点，即小组成员能够掌握调节呼吸、音乐放松以及健康操等方面的技巧，并且将这些技巧应用在日常生活中。其次是心理层面的干预，主要是能使小组成员在各种音乐活动中感知自身的情绪，并且找到自身心理压力的来源以及掌握消解这些心理压力的方式或渠道。最后是人际社会层面的干预，主要是通过小组成员之间在音乐联结的基础上，增强彼此之间的情感交流，从而使小组成员自身人际交往能力得到提升，并且在小组成员之间形成新的支持系统。

第二，以音乐治疗相关理论为指导，明确身体、心理以及社会三个层面的音乐治疗介入并不是割裂的。在小组设计过程中，三个不同层面的音乐介入要在小组活动中实现相互融合，且通过音乐想象、音乐回忆等方式使小组活动能够囊括身体、心理以及社会三个层面；同时，还要以对音乐治疗的认识以及了解为基础，形成对音乐治疗形式的深入感受与体验，充分掌握音乐治疗对缓解心理危机的意义和内涵。

第三，在音乐治疗进行过程中需要穿插音乐游戏、大合唱以及小组分享等内容，这样能够加强小组成员之间的互动，从而在音乐活动进行过程中使音乐治疗帮助小组成员舒缓压力的作用得到提升，并且在音乐互动过程中充分感受小组成员之间的相互帮助与支持，从而提升小组成员的自我认同感和归属感。小组计划具体如下所示。

每次小组计划都有6节内容，第一节活动的目标：一是通过音乐游戏促使小组成员之间相互熟悉；二是通过音乐来帮助小组成员体验肌肉放松的过程，使小组成员对音乐疗法形成初步的认知。活动内容为：第一，通过音乐游戏"击鼓传花"帮助小组成员之间相互熟悉和认识；第二，进行肌肉放松训练，工作人员向小组成员介绍肌肉放松训练的内容，并且引导小组成员体验肌肉放松训练；第三，工作人员向小组成员介绍音乐治疗的功效以及相关用途；第四，工作人员完成压力前测调查；第五，小组成员订立小组契约，明确小组成员应共同遵守小组规则。

第二节活动的目标为：一是通过音乐想象协助小组成员放松身心；二是通过各种音乐游戏帮助小组成员认识到自身存在的压力以及这些压力的由来。活动内容为：第一，进行颈椎操，让小组成员体验颈椎放松训练；第二，对小组成员进行半指导性的音乐想象，帮助小组成员探索自身的潜意识；第三，帮助小组成员认识自己的情绪；第四，组织小组成员进行歌曲讨论，并且引导小组成员分享自己对音乐的看法以及观点。

第三节活动的目标为：一是通过音乐创作帮助小组成员认识自己的情绪；二是通过音乐创作帮助小组成员充分释放自己产生的消极情绪。活动内容为：第一，组织小组成员进行肌肉放松训练，在此过程中工作人员要播放音乐，帮助小组成员在音乐的节奏中进行肌肉放松；第二，通过音乐创作帮助小组成员认识情绪；第三，小组成员分享作品或成果；第四，进行音乐回忆，使小组成员之间产生情感共鸣，并且进行相互交流。

第四节活动的目标为：一是通过音乐沙画帮助小组成员舒缓内心压力；二是通过小组之间的协作使小组成员之间的人际交流以及联结得到进一步加强，培养小组成员的社交技巧。活动内容为：第一，进行手指放松操。工作人员播放相关音乐，引导小组成员进行手指放松操。第二，进行音乐沙画活动。工作人员播放相关音乐引导小组成员感受音乐以及沙画所带来的情绪，并且共同进行作画。第三，进行分享感受。工作人员邀请小组成员分享自己在作画过程中所产生的感受或体验。

第五节活动的目标为：一是通过舒缓压力技巧的分享，使小组成员掌握两种及两种以上的舒缓压力技巧，并且能够将这些舒缓压力的技巧运用到实际生活中；二是通过音乐游戏进行互动，促使小组成员掌握至少两种沟通技巧。活动内容为：第一，进行肌肉放松训练。工作人员播放音乐，帮助小组成员跟随音乐节奏进行肌肉放松。第二，掌握舒缓压力技巧。小组成员之间进行成功案例的分享。第三，小组成员之间分享感受，并且通过相互交流总结舒缓压力知识点。

第六节活动的目标为：一是至少有5名小组成员掌握音乐舒缓压力的技巧；二是至少有5名小组成员可以分享自己的收获。活动内容为：第一，小组成员进行大合唱，并且在合唱之后分享自己感受最深的歌词或某段旋律，并且说出这段歌词或旋律对自己的意义。第二，进行回顾和分享。小组成员回顾活动进行的过程，并且向其他人分享自己的感受与收获。第三，完成压力后测调查。

四、音乐治疗小组介入实务

针对肢体残疾人员所组成的小组普遍存在的自理无力感、情绪抑郁，以及社会参与不足、社会支持缺失等方面所导致的心理危机，在此提出通过团体音乐治疗模式来进行治疗，主要是从生理、心理以及社会三个层面进行介入，主要使用音乐放松训练、音乐想象、音乐聆听、音乐手工、音乐游戏、大合唱以及小组分享等方式来进行，以此实现舒缓小组成员心理压力的目标。

（一）建立情感支持

在开始阶段，小组成员之间需要相互熟悉，同时相关工作人员也需要与小组成员建立良好关系。由于此次筛选的小组成员彼此之间相互认识，所以此次活动可以促使小组成员之间有更为深入的了解。通常情况下，安全、轻松的小组氛围能够更好地促进小组成员舒缓压力，同时这也是帮助小组成员舒缓压力的前提条件。

在第一节活动中，相关工作人员通过"击鼓传花"的音乐游戏引导小组成员进入轻松和愉快的氛围中，然后让小组成员通过游戏的方式来了解彼此的爱好、对压力的看法，以及对此次活动的期待等方面的信息。小组成员通过音乐游戏的互动加深了彼此的认识，同时也在活动过程中营造出了一个更为轻松愉快的小组氛围，彼此之间开始通过更加放松的心态投入活动。在这一环节结束之后，工作人员引导小组成员在轻松愉快的音乐背景中进行肌肉放松训练，先是从头部开始，然后逐渐到肩膀、上身，最后到大腿和双脚。整个肌肉放松训练贯穿活动的始终。这样的活动能够在一定程度上缓解由于负面情绪所带来的影响，并且能够调节神经平衡，对一些心理疾病有很好的治疗效果。

在肌肉放松训练之后，小组成员相较于开始无论是在身体方面还是在心理方面都更加放松。在此过程中，一些组员表示自己开始不想参加，怕太过拘束，但是在体验之后觉得较为轻松。借此机会，工作人员向小组成员讲述音乐放松的要点，并且向小组成员介绍音乐治疗的功效以及用途，促使小组成员能够对音乐治疗有更加深入的了解。在活动进行过程中，小组成员之间的关系已经较为融洽，并且形成了良好的交流氛围。

（二）健康意识觉醒

无论是颈椎操还是肌肉放松训练，在身体训练的每一节活动中都有相应设置，目的是使小组成员能够跟随音乐节奏实现躯体上的放松，并且可以在聆听音乐的过程中跟随身体的呼吸与张弛充分感受内心的感觉，实践与音乐融合，放松来自生理和心理两方面的紧张感。因为帮助小组成员学会正确感受自己的身体与心理是介入肢体残疾人员心理危机的关键所在，所以活动进行过程中除了设置音乐具体训练以外，还设有半指导性的音乐想象以及音乐放松等，以便更好地帮助小组成员学习探索自己心理和生理方面的感受，充分认识自己的情绪。

在第二节活动中，工作人员主要通过"乡村小溪"对小组成员展开半指导性音乐想象，引导小组成员根据自身的身心感受进行放松练习。在此过程中，工作人员让小组成员戴上眼罩，并且调整坐姿达到最舒服状态，然后播放轻音乐引导小组成员进入乡村小溪的想象。在此过程中，有小组成员表示自己进入乡村小溪想象给自己带来了更多的舒服感。在音乐想象完成之后，小组成员之间进行了交流和分享，大部分小组成员表示自己可以根据工作人员的引导进入想象的环境，并且感觉到自己的身心慢慢得到释放。

在这一节活动中，工作人员引导小组成员通过音乐聆听来感受身体部位的情绪。通过这一环节，小组成员表示开始对自己的身体情绪有感觉，并且可以用心感受自己的身体。

在第三节活动中，工作人员引导小组成员进行音乐手工，主要为感受花朵。工作人员要求所有的小组成员，在结合今天心情的基础上，用代表这一心情的颜色手工制作一朵花，同时要求小组成员在制作花的过程中不与其他人进行交流，只是安静地聆听音乐，充分感受自己的内心。在制作花的过程中，工作人员引导小组成员宣泄自己的心理压力并且深入感受自己的内心。

音乐治疗的目标在于使被治疗者的参与意识和自我导向性得到提升，从而帮助他们改变自我形象以及身体意识，提高他们的运动技能，加强他们的沟通技巧和情感体验。在这一活动进行过程中，工作人员主要引导小组成员正确认识自己的情绪，并且积极发掘藏于自己身体和心理深层的感受，并将这些感受释放出来，促使他们认识到在生活中所面临的各种压力感受是不可忽视的，并且认识到这些压力需要通过相关渠道进行调整或发泄。

（三）探索压力情绪

在小组成员能够清晰认识到自己情绪的条件下，对肢体残疾人员心理危机的介入突破口还在于能够帮助他们找到压力的根源，改变他们非理性的信念。大部分小组成员之所以对自身压力根源没有清晰的认知，因为他们总是将压力的产生归于自身，并且将产生的任何问题都看作无法解决的问题。所以帮助肢体残疾人员找到压力的根源，引导他们建立理想信念可以在一定程度上使肢体残疾人员更加积极地面对问题，提升他们的自信心。

在第二节活动中，工作人员使用了歌曲讨论技巧，主要目标为通过倾听音乐来使小组成员之间进行语言以及情感方面的交流，并且帮助小组成员正确判断自己的思维以及行为是否正确。具体做法是让小组成员围坐在一起，选择自己最喜欢听的歌曲和大家分享并且进行讨论，同时工作人员鼓励小组成员讨论之后分享自己的感受。比如，其中一位小组成员在分享了自己所喜欢的歌曲《真心英雄》之后，经过讨论发现自己之所以喜欢这一首歌曲是因为其中的歌词说的就是自己。此时工作人员对这名小组成员进行引导，指出他需要正面看待自己的不幸经历，并且鼓励他在经历风雨之后要更加坚强。

在第三节活动中，工作人员加入了音乐回忆技巧，在小组成员中使用音乐回忆可以使小组成员相互进行倾诉并且宣泄自己的不良情绪，从而帮助小组成员实现相互理解和情感上的沟通，进而获得彼此的支持和安抚。在此之后，工作人员播放能够帮助小组成员舒缓压力的音乐，让所有小组成员共同倾听，并且在此过程中工作人员引导小组成员回忆自己的低谷时刻以及面临的种种压力，然后小组成员之间开始聊起共同的经历以及感受。在音乐回忆结束之后，工作人员鼓励所有小组成员在今后可以多进行交流沟通，如果产生不良情绪要积极面对，并且可以通过在此次活动中所学习到的音乐治疗技巧来排解自己的不良情绪。

在这部分内容中，工作人员使用了接受式音乐治疗中最常用的技巧，主要包括歌曲讨论、音乐回忆等，并在此基础上结合理性情绪治疗理论帮助小组成员进行情绪宣泄和心理压力的调适，使小组成员重新建构自己的认知，能正面接纳自己所面对的压力和情绪。

（四）编织支持网络

结合小组成员的需求评估，这些肢体残疾人员不仅需要有身体和心理层面上的放松，还需要有足够的人际以及社会层面的支持。音乐作为一种非语言艺术的社交方式，能够通过特定的音乐活动使参与者置身在轻松愉悦的环境中，从而提升交往能力。

在第四节活动中，工作人员引导小组成员进行音乐沙画创作。在该活动进行过程中，工作人员播放了事先已经选择的节奏较为舒缓柔和的音乐，并且让所有小组成员围坐在桌子周边，使用刷子、彩砂等在白纸上进行作画。工作人员向小组成员说明作画过程中要安静地倾听音乐，同时用心感受沙子在手心以及在指缝滑过时的感觉。在活动开始之后，所有小组成员都在思考自己应该使用哪些颜色的沙子，应该从哪些方面着手，相互之间没有任何交流。随着活动的进行，小组成员开始跟随音乐的旋律不断放松，开始寻求其他人的帮助。在最后即将完成的时候，小组成员之间还相互进行了评价和欣赏。最终在活动结束之后，工作人员向小组成员展示了最终成品，小组成员都表示自己获得了成就感，并且感谢了其他小组成员对自己的帮助。

在第五节活动中，整个小组进行了舒压技巧锦囊的活动。工作人员向所有小组成员发放了三张纸条，并且让小组成员写下自己曾经缓解压力的经验或技巧，并且放到锦囊中。全部完成之后，小组成员开始抽取锦囊，抽到别人锦囊的小组成员需要向写锦囊者请教。在活动进行过程中，工作人员听到了很多来自小组成员丰富多样的缓解压力的方法，比如画画、散步等。小组成员通过相互的分享都表示受益匪浅，此时工作人员引导小组成员需要充分利用自己身边的资源来帮助自己缓解压力。

在最后一节活动中，工作人员组织小组成员进行了歌曲合唱，曲目为《朋友》，并且让小组成员分享了自己对这首歌曲感触最深的歌词以及该段歌词对自己的意义。

在音乐活动进行过程中，参与者可以增强自己的人际沟通能力、自我控制能力以及语言表达能力。所以在这些方面，工作人员通过音乐活动让小组成员之间产生情感联结，培养彼此之间的情感交流和沟通。同时，工作人员还鼓励所有小组成员在遇到困难时可以寻找其他成员提供帮助，从而搭建起支持网络。

（五）巩固成员所得

音乐治疗作为艺术疗法的重要组成部分，往往被用作恢复以及维持人类的精神及情绪。通过音乐活动，所有小组成员在身体以及情绪等方面都有了良好的压力缓解体验。在活动的最后，工作人员邀请所有小组成员分享参与活动的感受，并且引导所有小组成员一起回顾活动进行的过程，巩固成员所得。

音乐体验能使人在倾听的同时，将自己与其他人的经历联系起来，从而获得自信心。为了使所有小组成员能够巩固在音乐治疗过程中所获得的正向变化，工作人员组织小组成员进行了小组过程回顾，并且向每个成员讲述了其在活动中的变化，同时鼓励所有小组成员将学习到的音乐治疗技巧应用到自己的日常生活中。

第三节　总结与反思

一、音乐治疗的实务效能

为了能够更加直观地看到音乐干预的最终效果，本次研究在充分结合量化成效分析以及质性成效分析的基础上进行了综合评估。

第一，音乐治疗对人身体层面的介入主要采用的方式为手指操、颈椎操、音乐放松训练以及呼吸调整等方法，对小组成员身体的不同部位进行锻炼和放松。之所以要通过这些方法进行身体层面的介入，主要是肢体残疾人员由于肢体上的残缺导致行动不便，身体其他部位容易产生僵硬感和不适感，而在音乐背景下进行身体放松练习可以提升肢体残疾人员的活动能力。

第二，身体和心理之间的相互影响不可分割开来，身体上的放松能够带动心理上的放松，从而缓解心理压力。音乐治疗对小组成员心理层面的干预主要通过音乐倾听、音乐手工创作以及音乐回忆等方式，这些方式能使小组成员的心理压力得到释放，并且可以帮助小组成员排解消极情绪。

第三，音乐治疗小组所采用的音乐游戏主要是为了使小组成员恢复人际交往以及社会功能。在音乐游戏进行过程中，小组成员之间会相互沟通与支持，这样就能够形成小组支持系统。最终结果表明，通过团体音乐治疗方式来对肢体残疾人员的心理危机进行干预，可以使小组成员之间的情感支持得到加强，并且降低小组成员的心理压力水平，帮助他们以更积极的态度面对现实生活。

从整体上来看，通过音乐治疗小组的介入，小组成员无论是在身体和心理方面还是在人际交往方面都产生了正向改变。其中在身体方面，小组成员开始有意识地对身体肌肉进行放松，并且进行了相应锻炼。在心理方面，小组成员学会了对自身压力来源进行探索，以及学会了在产生心理压力时去寻求排解的渠道。在人际交往方面，小组成员实现了从非语言交流状态转向语言交流状态，并且和其他小组成员之间搭建起了支持网络。

二、音乐治疗的专业反思

（一）小组经验

综合实际实施情况以及最终获得的成效，总结出对活动目标实现有影响的几个方面。

第一，活动方案的设计和活动的开展需要充分考虑小组成员的特殊性。残疾人由于其特殊的遭遇，相较于健全人更加敏感或多疑。所以在活动方案设计和开展方面，工作人员应该充分考虑肢体残疾人员对活动的接受程度以及完成度，对他们不方便完成的活动或超出他们能力范围的活动应该进行适当的调整，否则活动进行过程中会对小组成员的信心建立产生不利影响，甚至可能导致小组成员参与活动的意愿降低。在活动进行的过程中发现，手部不方便的小组成员对需要动手的活动往往参与意愿较低，腿部不方便的小组成员对需要蹦跳的活动参与意愿较低。同时，在活动进行的过程中，工作人员应该注意自己的语言表达，选择合适的词语，以此来避免碰触到肢体残疾人员的敏感点。另外，工作人员在布置活动现场时还要充分考虑小组成员生理方面的限制，以最大限度地方便小组成员进行活动。

第二，要将音乐治疗和小组成员的日常生活进行结合。音乐治疗的目标在于化解肢体残疾人员存在的心理危机，并且协助他们建立合理的思维模式来应对各种压力事件。在活动刚开始进行时，有较多成员对音乐治疗持怀疑态度，并且认为在日常生活中音乐治疗难以获得良好效果。根据这一情况，工作人员在活动之前选择了专业量表，通过数据的形式给予小组成员一个更加直观的音乐治疗效果的呈现。另外，在活动进行的过程中，工作人员通过简单易懂的语言向小组成员讲解了音乐治疗的机理以及效果，并且向小组成员介绍了音乐治疗中的常见治疗技术。在活动结束之后，有小组成员反馈自己会在日常生活中使用相关音乐治疗方法来舒缓自身的压力。

第三，强调成效影响需要延续至小组之外。活动制定的目标之一是构建小组成员的支持网络，以此来帮助所有小组成员能够更好地恢复身心健康。所以在活动进行过程中，工作人员着重强调了需要将小组成员之间所形成的情感联结延续到小组之外，从而构建小组成员的人际网络，帮助他们即使在活动结束之后也可以相互交流和沟通。另外，在活动开展的同时，相关机构还通过各种渠道为小组成员提供了各种资源，比如医务社工、心理治疗师以及康复治疗师等，这些人员会在活动结束之后继续为所有小组成员提供相关的帮助和支持，这样小组成员无论是在小组内还是在小组外都可以获得各种支持，这样就能够帮助他们形成支持网络，从而帮助他们度过心理危机，形成积极的生活态度。

第四，重视小组成员的交流沟通以及自我揭露。活动的目标之一是促使小组成员学会交流沟通和表达，并且希望小组成员能够通过各种形式抒发自己的情感和宣泄内心压力。在活动初期，工作人员通过感受分享等方式引导小组成员进行自我表达，并且帮助小组成员融入集体。在活动中后期，工作人员又通过各种方式引导小组成员相互进行提问和回答，帮助他们增进彼此之间的情感交流。通过这些方式，帮助小组成员建立了与人交际的信心，并且强化了小组成员宣泄自身情感以及表达自身需求的能力。

（二）小组建议

综合此次活动的过程和获得的成效，对肢体残疾人员心理危机的干预应该让小组成员的照顾者也参与进来，这样一方面可以促使肢体残疾人员的照顾者共同体验音乐治疗的效果以及掌握相应的方法和技巧，帮助残疾人员在日常生活中使用音乐治疗来缓解压力；另一方面可以加强照顾者和残疾人之间的交流互动，增强彼此之间的理解和沟通，这样更加利于残疾人员感受到来自家人与朋友的关怀，并且能够从家人的鼓励与尊重中获得自信心。

除此之外，邀请志愿者共同参与也是一种可以尝试的方法。因为音乐治疗不仅能够在疾病治愈方面产生一定效果，同时对健全人的身体保健也有一定效用。所以让志愿者或义工共同参与不仅可以使更多人认识到音乐治疗的方法以及功能，推动音乐治疗的发展，使更多群体应用音乐治疗，还可以让志愿者或义工更加深入地理解特殊群体所面临的各种压力，从而消除对特殊群体的偏见，实现与特殊群体的良好沟通。

在音乐治疗活动的具体开展方面，笔者认为应在各种音乐治疗方法以及技巧中选择最适合肢体残疾人员使用以及接受的方法或技巧，因为并不是所有的音乐治疗方法都可以对肢体残疾人员的心理危机进行干预，而且在此过程中若使用不当，不仅不会缓解肢体残疾人员的心理危机，还会适得其反。这样不仅违背了音乐治疗的初衷，还有可能导致小组成员出现新的心理危机。所以在音乐治疗活动开展之前，工作人员必须充分了解治疗对象的实际情况以及其对音乐类型的喜好等，同时在音乐选择、方法选择以及技巧选择方面要十分谨慎，避免引起二次危机。

三、音乐治疗的研究局限

（一）研究条件的局限

在此次研究中，对肢体残疾人心理危机的干预在对象选择方面存在一定局限。比如在此次研究中所选择的治疗对象主要是30~45岁的中青年人，但是对肢体残疾人员而言，由于受到不同年龄段生理、心理以及个人经历等方面因素的影响，不同的个体会存在一定差异。所以如何使用音乐治疗对青少年群体或老年人群体的心理危机进行干预需要进一步研究，同时在这些群体中最终获得的成效是否显著也有待进一步研究。

（二）干预因素的局限

肢体残疾人员在身体伤残之后，生活中所面对的压力主要来自生理、心理、经济以及社会各个方面。在本次研究中，尽管从治疗对象的身体、心理以及社会等方面进行介入且获得了一定成效，但是在政策制度保障、人文关怀层面十分有限。对残疾人员而言，除了要有微观层面的介入和干预，还需要有宏观层面的支持和改变，所以希望我国政府以及相关部门能够从政策、制度等方面进一步完善，消除健全人对残疾人的偏见以及歧视，为所有残疾人创造一个更好的社会环境，帮助残疾人尽快从消极心理状态中走出来。

第八章　音乐治疗和孤独症儿童

　　孤独症是一种常见的神经发育障碍，影响着数百万儿童的生活。这些儿童往往在社会交往、语言和沟通能力等方面存在困难，无法准确理解其他人的情感和感受。此外，孤独症还会导致其他问题，如焦虑、抑郁和行为问题。近年来发现音乐治疗可以对孤独症儿童产生积极的影响。音乐治疗是一种创造性的疗法，它通过音乐和音乐活动帮助儿童提高沟通能力、社交技能和自信心。同时，音乐也可以减少孤独症儿童的焦虑和冲动行为，从而改善他们的生活质量。本章将探讨音乐治疗在孤独症治疗中的应用，为家长、教育工作者和医疗专业人员提供有价值的信息和建议。希望通过本章的介绍，人们可以更好地了解孤独症和音乐治疗，从而帮助孤独症儿童更好地适应和融入社会。

第一节　音乐治疗与孤独症

　　音乐治疗通过给孩子提供一个放松、愉快、安全的环境，激发他们内心的潜在能力，帮助他们建立信任感和自尊心，从而改善他们的社交互动能力和沟通能力。此外，音乐治疗还可以增强孩子的注意力和听觉感知，培养他们的音乐天赋和创造力，让他们更加积极地参与社会生活。

一、孤独症与治疗方法

　　孤独症，又称自闭症。从临床方面来看，对孤独症进行描述始于20世纪40年代。在下面内容中将会对孤独症的定义、病因、发病机理以及治疗方法进行介绍。

（一）孤独症的定义、病因以及发病机理

孤独症在大部分情况下发生于儿童早期阶段，会对儿童的感觉、情绪、语言、沟通、认知等方面产生负面影响。根据世界卫生组织对孤独症的定义，孤独症指的是在三岁之前儿童表现出有缺陷的发展，主要表现为在社交互动、交流沟通以及重复行为三方面的功能异常。孤独症男女发病比例约为3.4:1。从目前来看，由于孤独症属于终身精神残疾障碍，并且病因不明，所以在当前缺少有效的治疗方法。

我国第一次关于孤独症的案例报道在20世纪80年代，自此孤独症成为我国儿童精神医学中的关注领域之一。经过多年发展，目前在医学领域已经建立了关于儿童孤独症的诊断标准，比如《中国精神疾病分类方案与诊断标准》等被广泛应用于孤独症的界定和诊断中。

相关研究表明，孤独症的产生与儿童的先天因素紧密相关。很多专家认为，孤独症可能与多种生物学因素的中枢神经系统异常所引起的广泛性发育障碍相关，但是具体病因目前尚不完全清楚，其中双生子研究证明了孤独症和遗传因素紧密相关。但需要注意的是，尽管同卵双生子共同患有孤独症的概率较高，但是这并不意味着能够完全排除外界环境的影响，只是显示出了儿童患有孤独症的主要原因是遗传因素。相关研究发现，女性孕期感染和孤独症的发生存在一定联系，如果孕妇在怀孕期间受到巨细胞病毒以及其他病毒的影响，就会导致胎儿脑部发育受到损伤，从而促使孤独症患病概率增加。如果女性在怀孕早期滥用药物或酗酒，也可能导致儿童孤独症患病概率增加。

（二）孤独症的治疗方法

1.教育和训练方法

结构化训练法是在1970年由美国心理学家埃里克·邵普勒提出并创建的。该治疗方法是以社区为基础，改善孤独症儿童与其他人之间的交流沟通，是一种个性化的教育训练项目。经过多年发展，结构化训练法已经发展成为一种可以有效治疗孤独症的教育措施，在全世界范围内得到了广泛认同，为孤独症的临床治疗提供了有

效支持。

听觉综合训练法最早是在20世纪90年代初期于美国出现，并且应用到孤独症治疗中。该治疗方法促使部分孤独症儿童的行为得到了较好改善。在该方法中融入了音乐治疗的部分内容，即在治疗过程中会让孤独症儿童倾听音乐，通过音乐来对孤独症儿童进行治疗。

应用行为分析疗法被应用到孤独症治疗方面已经有近40年历史。同时随着该方法在发展过程中的不断完善，目前已经成为孤独症治疗的主流方法之一。另外，该方法是一种拥有一定文化基础的家长经过短时间培训之后就能够掌握的基本操作方法。需要注意的是，尽管掌握该方法较为简单，但是想通过这一方法治疗孤独症儿童，就要长时间对孤独症儿童进行矫正和训练，这一过程需要两年以上。

感觉统合训练方法是一种由美国心理学家爱丽丝提出的感觉统合理论方法，该理论在被提出之后经过多年发展已经形成了一整套矫治方法。爱丽丝指出，人的感觉统合是一种基于神经的活动过程，能够对人体内以及人所处环境的各种感官信息进行组织与传递，可以促使个体有效地使用肢体与环境进行互动。感觉统合训练是一种有意义的游戏运动，不仅能够促进儿童四肢功能的发展，还可以有效提升儿童参与活动的兴趣与意识。在孤独症儿童群体中，大部分儿童会出现感觉统合失调的问题，尽管这些儿童在感觉输入方面基本正常，但是这些儿童无法在大脑中储存输入的信息，因为他们往往固执于熟悉的感觉，对其他事物却是一种漠然的感觉，所以这些儿童的统合能力发展十分缓慢。因此，对于这些儿童必须给予恰当的感觉刺激，才能使他们的感觉统合能力得到改善与发展。

2.药物治疗

从目前实际情况来看，仅通过药物并不能治愈孤独症，并且会对孤独症儿童产生一些副作用。但是药物对孤独症儿童出现的情绪不稳定、活动过度、容易冲动、容易攻击他人等方面可以起到一定的抑制作用。

3.音乐治疗

从前文内容可知，音乐治疗是一种通过音乐对人身心产生积极影响，并在综合治疗的基础上帮助患者实现身心健康发展的目标。在这里，音乐指的并不只是倾听音乐，而是包含所有与音乐相关的经验或要素，比如乐器弹奏、歌曲演唱、肢体跟随音乐律动等。同时，音乐治疗中的治疗不只有其本身的意思，也包含处理、照顾以及帮助等含义。

从我国对孤独症的治疗情况来看，使用高压氧疗法以及针刺疗法在治疗孤独症方面取得了一定成绩，但是需要进一步研究和完善。在其他治疗方法方面，比如免疫治疗、促胰液素治疗等，我国目前仍处于探索阶段。

二、音乐对孤独症儿童的影响

通过音乐人们可以发泄心理压力，缓解身体压力，消除紧张感，所以音乐在疾病治疗方面能够发挥显著的作用。根据当前研究成果，音乐对人体所产生的影响主要通过音乐语言得以实现，比如在音乐治疗过程中，音乐的旋律、速度、节奏以及力度等能对人体产生相应的影响。

音乐是一种声音艺术，也是一种特殊的语言，其音色、节奏以及高低长短等组织起来可以形成有规律的印象，这种印象不仅可以表达思想情感，还可以反映社会生活。在音乐治疗过程中，音乐治疗师正是通过音乐本身的非语言情感表达优势来与孤独症儿童建立良好关系，并且通过音乐充分满足孤独症儿童心理方面的需求。孤独症儿童处于音乐治疗师所创设的环境中，其本身情绪得到改变，产生想象和联想，并且能够学习与他人交流沟通的技术，从而使孤独症儿童实现身心健康。

（一）音乐对儿童的影响

柏拉图曾经指出，音乐能使人体内部运转趋于平衡与和谐。所以音乐对人的影响无论是在心理层面还是在行为层面，本质上都是对人的生理以及心理的影响。音乐是一种能够传递感情的艺术，所以能够对人产生最为直接的作用。换言之，音乐相较于其他艺术形式更能够对人产生影响和感染，尤其是能够对人的情绪产生明显影响，而人本身的情绪活动又会对人的身心健康产生重要影响。人在倾听音乐的过程中，音乐会通过听觉器官进入人体内，然后以能量形式储存在人体内。人体在吸收音乐的能量之后就会激发体内能量，使人体从静态变为动态，从而引导人的心理以及生理可以全方位动起来。音乐还能培养人的娱乐兴趣，使不同的人在交流过程中亲密感得到提升，这样能够有效消除人的不良状态。

对儿童而言，无论是正常儿童还是孤独症儿童，甚至包含未出生的胎儿，音乐都会产生一定积极影响。从目前来看，音乐对儿童的影响主要体现在以下几个方面：第一，音乐有助于儿童的生存；第二，音乐对儿童有可预期的效果；第三，音乐可以提升儿童的视觉空间能力、数学能力以及创造能力；第四，音乐可以对儿童情绪系统产生积极影响，比如美感、文化、人际交往、内分泌等；第五，音乐可以提升儿童的动作能力与知觉能力，比如听觉能力、感官敏锐度、时间感等；第六，音乐可以对儿童的压力反应系统进行强化；第七，音乐可以刺激儿童的记忆系统，比如回忆、注意、倾听等。

（二）音乐对儿童孤独症的治疗

在大部分情况下，孤独症儿童偏爱音乐，虽然孤独症儿童与外部世界没有联系，且一些儿童缺少语言表达能力，但是大部分孤独症儿童会对音乐表现出较大的兴趣，甚至一部分儿童有极强的音乐感和辨音能力。音乐相较于语言而言，可以直接进入孤独症儿童的情感世界，所以可以帮助孤独症儿童打开封闭的内心，实现与外界的交流。孤独症儿童往往存在语言以及情感方面的障碍，这些方面的障碍正是孤独症儿童最大的问题。

由于孤独症儿童无论在生理还是心理方面都存在一定缺陷，而这些缺陷会对孤独症儿童的学习产生影响。所以对于孤独症儿童来说，如何能够通过后天环境的训练激发其潜能，培养儿童的想象力、自我表达能力，并且使孤独症儿童实现身心平衡较为困难。从当前的实际情况来看，通过音乐对孤独症儿童进行治疗是为数不多的有效方式之一。因为音乐能够对孤独症儿童的情感产生更加直接的影响，使孤独症儿童的病症得到缓解。具体来看，对孤独症儿童来说，音乐所产生的影响主要集中在两个方面，具体为音乐脑和音乐临界期对孤独症儿童的作用。

1.语言脑和音乐脑

人类的日常生活需要有语言作为支撑，而主要负责语言的是人体内的左半脑，所以人们将左半脑称为语言脑。左半脑除了负责语言以外，还负责人的书写、阅读、计算等方面的工作，右半脑在人的日常生活中主要负责的是音乐、美术以及情感等方面的工作，所以又被人称为音乐脑。通常情况下，对大部分人而言右半脑使用效率较低。而孤独症儿童往往在语言、书写以及计算等方面存在较严重的障碍，从而导致情感以及情绪无法通过这些功能得到表达，所以对于孤独症儿童来说，开发其右半脑十分重要。儿童本身的音乐性是开发孤独症儿童音乐脑的重要支撑，所以音乐治疗成为孤独症儿童音乐脑开发的重要手段之一。

2.儿童的音乐临界期

儿童大脑发育的最佳时期是在出生后到12岁之前，这一时期也是儿童学习音乐的最好时期，所以被称为音乐临界期。处于婴儿期的孩子会对音乐产生更多的兴趣，通常情况下婴儿在6个月时就会在听到音乐后集中注意力。在日常生活中，一旦音乐出现，儿童就会根据音乐的节奏进行身体上的律动，甚至一些儿童能够发出音乐般的对话。事实上，对大部分儿童来说，在婴儿时期都会出现试图通过音乐表达自己的现象。所以，在儿童成长过程中通过音乐来适当刺激其大脑发育，能够促使儿童大脑神经突触数量增加，帮助儿童大脑更快形成沟回，从而促使儿童更加聪明。

孤独症儿童与正常儿童一样，音乐临界期也是在出生后到12岁之前。所以对于音乐之类的应用需要在孤独症儿童12岁之前就开始。除此之外，孤独症儿童由于在语言以及听觉方面存在一定障碍，难以与其他人有顺畅的交流沟通，这导致孤独症儿童的情绪处于一种不稳定状态。所以对孤独症儿童而言，首先需要解决的问题就是儿童本身的情绪问题。在此基础上，才能够通过其他方式来培养孤独症儿童的认知能力，以解决儿童的其他问题。如此能够看出，音乐在干预孤独症儿童情绪以及矫正孤独症儿童其他问题方面十分重要。

当前，随着医学的快速发展，音乐治疗在孤独症治疗方面发挥出更多作用，同时也为孤独症儿童的父母带来了希望。

第二节　孤独症儿童音乐治疗案例分析

在孤独症儿童音乐治疗案例分析方面，本节主要选择了我国某市儿童康复教育中心的10名5~7岁的孤独症儿童。并且将这10名孤独症儿童分为两组，分别为试验组和对照组，最终得出试验结论。

一、研究对象

在该研究中所选择的10名孤独症儿童均来自某孤独症儿童康复教育中心，并且已经被相关医院确诊为孤独症。同时，10名孤独症儿童没有对音乐产生反抗或者拒绝的现象。以下是试验组和对照组儿童的基本情况。

在试验组方面，将5名儿童标号为A1，A2，A3，A4，A5。其中，A1性别为男，年龄为5岁6个月，实际发展年龄为5岁3个月，家庭情况一般，父母的受教育程度均为本科，主要照顾者为孩子的祖父母。A1是独生子，孤独症程度为轻度到中度，CARS（Childhood Autism Rating Scale，即儿童孤独症评定量表）得分为32分，目前尚未服药。

A2性别为男，年龄为6岁5个月，实际发展年龄为5岁2个月，家庭情况良好，父母的受教育程度分别为本科与硕士，主要照顾者为孩子的祖父母以及母亲。A2是独生子，孤独症程度为轻度到中度，CARS得分为34分，目前尚未服药。

A3性别为男，年龄为7岁5个月，实际发展年龄为6岁2个月，家庭情况一般，父母的受教育程度均为大专，主要照顾者为孩子的外祖父母。A3是独生子，孤独症程度为轻度到中度，CARS得分为33分，目前尚未服药。

A4性别为女，年龄为6岁3个月，实际发展年龄为5岁7个月，家庭情况一般，父母的受教育程度均为本科，主要照顾者为孩子的母亲。A4是独生女，孤独症程度为轻度到中度，CARS得分为33分，目前尚未服药。

A5性别为女，年龄为5岁8个月，实际发展年龄为4岁7个月，家庭情况一般，父母的受教育程度均为本科，主要照顾者为孩子的母亲。A5是独生女，孤独症程度为重度，CARS得分为45分，目前尚未服药。

在对照组方面，将5名儿童标号为B1，B2，B3，B4，B5。其中，B1性别为男，年龄为6岁6个月，实际发展年龄为5岁4个月，家庭情况良好，父母的受教育程度均为本科，主要照顾者为孩子的外祖父母。B1是独生子，孤独症程度为轻度到中度，CARS得分为31分，目前尚未服药。

B2性别为男，年龄为6岁1个月，实际发展年龄为5岁1个月，家庭情况一般，父母的受教育程度分别为本科与大专，主要照顾者为孩子的祖母。B2是独生子，孤独症程度为轻度到中度，CARS得分为35分，目前尚未服药。

B3性别为男，年龄为7岁5个月，实际发展年龄为6岁4个月，家庭情况一般，父母的受教育程度均为本科，主要照顾者为孩子的外祖父母以及母亲。B3是独生女，孤独症程度为轻度到中度，CARS得分为33分，目前尚未服药。

B4性别为女，年龄为6岁6个月，实际发展年龄为5岁7个月，家庭情况一般，父母的受教育程度均为大专，主要照顾者为孩子的母亲。B4是独生女，孤独症程度为轻度到中度，CARS得分为32分，目前尚未服药。

B5性别为女，年龄为5岁5个月，实际发展年龄为3岁7个月，家庭情况良好，父母的受教育程度均为本科，主要照顾者为孩子的外祖父母。B5是独生女，孤独症程度为重度，CARS得分为43分，目前尚未服药。

试验组和对照组孤独症儿童的主要问题以及音乐背景调查如下。

试验组：A1孤独症儿童的主要问题是主动语言较少，存在鹦鹉式语言；平时注意力不集中，有一定刻板行为；在家里时表现较为活跃，并且会哭闹；能够对亲人喊名字产生反应，并且可以服从一些简单指令；不喜欢与其他人进行交流。音乐背景：没有接受过专门的音乐学习和训练，但是喜欢听音乐，并且喜欢节奏感较强的音乐，能够跟随音乐哼唱一些音乐主题曲，有较好的节奏感。

A2孤独症儿童的主要问题是主动语言较少，并且在语言表达过程中语言内容无意义，表达过程无节奏；注意力不够集中，存在刻板行为以及攻击行为，有时会出现自伤行为；能够服从简单指令，不喜欢参与集体活动。音乐背景：没有接受过专门的音乐学习和训练，十分喜欢舒缓和旋律优美的古典音乐或纯音乐；节奏感较差，能够哼唱一些熟悉的音乐。

A3孤独症儿童的主要问题是在平时会自言自语，话语较轻，并且无法准确说出人称代词；存在一定刻板行为，喜欢踮着脚走路，并且在走路过程中左摇右晃；能够服从简单指令，不喜欢与他人交流，喜欢一个人玩耍。音乐背景：没有接受过专门的音乐学习和训练，喜欢节奏感较为强烈的音乐，也喜欢较为舒缓的音乐；喜欢钢琴曲，有较好的节奏感；每天都会听音乐，可以跟着音乐拍手或摇摆。

A4孤独症儿童的主要问题是主动语言较少，并且在语言表达过程中语言内容无意义，表达过程无节奏；存在一定刻板行为，在家里十分活跃甚至会大喊大叫；存在偶尔不服从家长、老师指导的现象，与他人之间没有交往意识，不合群。音乐背景：没有接受过专门的音乐学习和训练，十分喜欢舒缓和旋律优美的古典音乐或纯音乐；节奏感较差。

A5孤独症儿童的主要问题是有简单的语言能力，但是表达含糊不清；偶尔出现自伤行为，整体协调能力较差；无法意识到环境变化和危险，不能服从简单指令，并且不遵守规矩。音乐背景：没有接受过专门的音乐学习和训练，对音乐的喜爱程度一般，没有节奏感，但是在临睡之前喜欢听儿歌。

对照组：B1孤独症儿童的主要问题是目光对视、追视较少，主动语言较少，存在鹦鹉式语言；平时注意力不集中，有一定刻板行为；能够对亲人喊名字产生反应，并且可以服从一些简单指令；不喜欢与其他人进行交流。音乐背景：没有接受过专门的音乐学习和训练，但是喜欢听流行音乐，有较好的节奏感。

B2孤独症儿童的主要问题是有目光对视、追视较少，主动语言较少，并且在语言表达过程中语言内容无意义，表达过程无节奏；注意力不够集中，存在刻板行为以及攻击行为，有时会出现自伤行为；能够服从简单指令，不喜欢参与集体活动。音乐背景：没有接受过专门的音乐学习和训练，十分喜欢节奏强烈的音乐；节奏感很好，能够准确抓住音乐节拍。

B3孤独症儿童的主要问题是目光对视、追视较少，平时会自言自语，话语较轻；存在一定刻板行为，喜欢踮着脚走路；能够服从简单指令，不喜欢与他人交流，喜欢一个人玩耍。音乐背景：没有接受过专门的音乐学习和训练，喜欢节奏感较为强烈的音乐；每天都会听音乐，可以跟着音乐拍手或摇摆。

B4孤独症儿童的主要问题是缺乏交流性语言，发音不清晰；和他人之间缺乏交往意识，存在一定刻板行为；有时会不服从家长或老师的指导。音乐背景：没有接受过专门的音乐学习和训练，喜欢听儿歌；节奏感较为一般。

B5孤独症儿童的主要问题是没有任何言语，存在刻板行为和攻击行为；注意力不集中，总体协调能力较差；缺少目光对视和追视；危险意识不足，并且不能够服从简单指令，喜欢一个人玩耍。音乐背景：没有接受过专门的音乐学习和训练，对音乐喜爱程度一般，没有节奏感。

二、试验过程

（一）试验设计

1.个案试验设计

在音乐治疗研究中主要采用个体音乐治疗为主导、集体音乐治疗为辅助的治疗方式，并且采用了前测与后测的评估设计。同时，将孤独症儿童分为试验组和对照组。无论是在试验组还是对照组都包含有一名重度孤独症儿童，并且其他4名孤独症儿童都是轻度到中度。试验组在接受干预治疗之后进行前测与后测，对照组不进行干预，只进行前测和后测。其中前测在试验开始之前的两周内进行，后测则在试验结束之后进行，以此来对音乐治疗效果稳定性进行考察。为了能够更好地控制变量，在试验之前工作人员与孤独症儿童的老师以及家长进行沟通，保障孤独症儿童基本维持原有的生活状态，不增加其他方面的活动，也不可以服用药物。同时，如果在试验过程中发生变化，必须通知工作人员。

2.研究时间及场所

在时间方面，本实验是从2021年6月到2022年12月，在此期间每周都会进行一次个体音乐治疗，每次治疗时间约为半个小时，共计有24次个体音乐治疗。在进行12次个体音乐治疗之后每周进行一次集体音乐治疗，每次治疗时间在45分钟左右，共计有12次集体音乐治疗。

在场所方面，主要是该孤独症儿童康复教育中心的音乐活动室，面积约40平方米，其中有各种乐器。

（二）工作人员与硬件设备

1.工作人员

孤独症儿童群体是一个特殊的群体，为了保障试验的准确性和全面性，在此研究中共有3名工作人员，负责音乐治疗的内容设计和实施。

2.硬件设备

在硬件设备方面，主要包含音乐治疗室、摄影机以及各种乐器。乐器主要是孤独症儿童可以简单掌握的打击乐器，比如三角铁、沙锤等，这些乐器只需要简单练习便可掌握。具体如下所示：无固定音高乐器主要包含4种类型，第一种为皮革类，主要是各种鼓乐器；第二种为木质类，主要为木鱼、响板以及双响筒；第三种为金属类，主要为三角铁、碰铃；第四种为散响类，主要包括沙锤、腕铃以及串铃。固定音高乐器主要为琴类，包括电钢琴、钢片琴等。克难乐器主要包括汽水空瓶、废弃报纸、小凳子、饼干盒等。

（三）试验过程

1.试验过程分析

音乐治疗过程主要分为三个阶段进行，具体为试验前期准备阶段、试验实施干预阶段和试验结果处理阶段。

试验前期准备阶段的主要任务是确定试验的方向和目标，同时收集相关文献资料，准备相关研究工具和确定研究对象，制订相应的音乐治疗计划。

试验实施干预阶段主要分为三个时期进行：第一个时期为基线期，时间为开始进行音乐治疗的前两周。在这一时期内，工作人员需要通过问卷调查方式以及访谈方式了解孤独症儿童的情况，并且收集相关基本资料，比如孤独症儿童的音乐背景资料以及生活资料等，以此来总结孤独症儿童存在的主要问题。同时工作人员在试验进行之前对两组孤独症儿童进行测评，以此来保障研究对象与试验要求相符。在进行第一次音乐治疗之前，还需要对孤独症儿童进行ATEC（Autism Treatment

Evaluation Checklist，即孤独症治疗评估量表）前测，以此来与后测的试验数据对比。第二个时期为实施期，时长为28周，主要内容为对试验组的孤独症儿童进行28次个体音乐治疗和14次集体音乐治疗。其中在个体音乐治疗方面对孤独症儿童每周进行一次，每次时长为半个小时。在个体音乐治疗进行14次之后每周加入一次集体音乐治疗，集体音乐治疗每次时长为45分钟左右。在试验结束之后，对两组孤独症儿童进行后测，与前测数据进行对比分析。同时在进行音乐治疗过程中，通过社交、语言、认知以及行为4个方面对试验组孤独症儿童进行测评。另外，在这一时期还需要根据测评结果不断对治疗计划进行修订，以此来保障音乐治疗可以顺利进行。第三个时期为稳定期，这一时期是试验结束之后4周时间。在这一时期内，需要对孤独症儿童的老师和家长进行访谈，以此来了解孤独症儿童在经过音乐治疗之后所产生的变化，并且与测量结果进行对比，提升音乐治疗效果的可信度。在试验结束之后的第4周，还需要对试验组孤独症儿童进行一次测评，并且要将此次测评结果和试验结束之后的测评结果进行对比，以此来分析音乐治疗效果的整体稳定性。

试验结果处理阶段的主要内容是对最终所获得的数据进行处理，并且进行深入分析，得出结论。

2.数据测评

在试验进行之前需要对所有孤独症儿童进行一次CARS测评，以此来观察孤独症儿童是否符合试验要求。在试验进行过程中，需要对试验组孤独症儿童进行ATEC测评，共进行三次。同时，还需要在此过程中对对照组孤独症儿童进行两次ATEC测评。

（四）音乐治疗活动安排

1.音乐治疗方案设计

工作人员根据孤独症儿童本身的特点，设计与个体音乐治疗以及集体音乐治疗相结合的音乐治疗方案，具体如下所示。

第一，行为功能分析。在音乐治疗过程中，对行为功能进行分析十分重要。行为功能分析方面主要包含问题行为出现情况、问题行为出现的预兆以及问题行为的影响因素等。工作人员在了解儿童实际情况的基础上对不同的孤独症儿童进行行为功能分析，以此来确定各个孤独症儿童靶症状和靶行为。

第二，确定治疗目标。在制订音乐治疗计划过程中，必须设定明确的治疗目标，目标需要包含短期目标和长期目标。要确定音乐治疗方案的方向，并需要有一定量化指标，并且这些量化指标能够为测量评估提供基础。

第三，音乐治疗流程。工作人员从孤独症儿童的实际情况出发设计音乐治疗的流程，具体为播放音乐—进行第一个音乐治疗活动—课间休息—进行第二个音乐治疗活动。

2.分阶段音乐治疗安排

由于对孤独症儿童的音乐治疗主要使用个体和集体相结合的治疗方式，所以需要充分考虑孤独症儿童在CARS以及ATEC方面的测评得分，还需要参考对老师和家长的访谈记录，这样才能够有针对性地安排音乐治疗活动。

第一，在个体音乐治疗方面。个体音乐治疗是一种一对一的治疗方式，所以在这种治疗方式中音乐治疗师和孤独症儿童之间的关系十分重要，关系的好坏会直接影响治疗效果。音乐治疗师应该通过音乐与孤独症儿童建立理解以及信任的关系，这样才能够充分发挥音乐治疗的作用。

在个体音乐治疗方面主要分为五个阶段进行：在第一个阶段，由于孤独症儿童沉浸在自我封闭的世界中，所以这一阶段孤独症儿童在音乐治疗室中会缺乏安全感，需要在该阶段为孤独症儿童提供自由和安全的环境。第二个阶段是自由探索阶段。对孤独症儿童而言，如果能够与乐器建立关系，相较于和音乐治疗师建立关系，能够产生更强的安全感，所以在这一阶段需要引导孤独症儿童自行探索各种乐器，并且观察孤独症儿童对乐器的选择。第三个阶段是建立治疗关系的阶段，在这一阶段通过孤独症儿童的自由探索，孤独症儿童已经与乐器以及音乐治疗师建立了一定的信任关系，所以在该阶段需要根据孤独症儿童所感兴趣的活动建立治疗关系。第四阶段是行为控制阶段，在该阶段需要通过各种音乐活动对孤独症儿童所产生的不良行为进行控制，具体为对儿童发出相应指令，纠正孤独症儿童出现的行为问题。第五个阶段是音乐能力发展阶段，该阶段主要是为孤独症儿童提供进一步发展的空间。具体来看，在该阶段主要是发展孤独症儿童的音乐能力，并且在音乐能力基础上发展其他方面的能力，使孤独症儿童在真正意义上获得音乐活动为其带来的愉悦体验。

第二，在集体音乐治疗方面。集体音乐治疗指的是让所有孤独症儿童了解团结合作这一概念，同时通过音乐治疗使孤独症儿童形成与他人交流的意识，并且学会与他人交流的手段，同时能够懂得秩序、礼貌等方面的正向行为。在这一治疗过程中，孤独症儿童需要家长陪伴，帮助音乐治疗师开展工作，帮助孤独症儿童完成音乐治疗师的各种指令，但是不能完全代替孤独症儿童，而是需要在合理范围内提供帮助。另外，音乐治疗师和孤独症儿童之间是一种平等合作关系，应该共同参与治疗过程，这样才能更好地实现治疗的目标。比如，在座位安排方面，可以安排成一个圆圈，包括音乐治疗师在内都要有一个平等的位置。

集体音乐治疗主要分为三个阶段进行：第一个阶段为集体组建阶段。该阶段是音乐治疗的开始阶段，主要是为孤独症儿童营造出温馨的活动氛围以便开展轻松的音乐活动。这一阶段的主要目标是使孤独症儿童能够与同伴消除陌生感，并且能够与同伴进行简单的交流与互动。第二个阶段为集体发展阶段。该阶段是集体音乐治疗的关键阶段，主要任务是基于上一阶段孤独症儿童之间所建立的人际关系来进行各种音乐治疗活动，以此使孤独症儿童在语言表达、行为能力、交往能力以及认知能力等方面实现发展。第三个阶段为集体结束阶段。该阶段的主要任务是使孤独症儿童感受到自己所获得的进步，并且引导孤独症儿童进行结业表演。

3.音乐活动内容设计

由于孤独症儿童本身存在语言障碍，在通常情况下会产生较大的情绪波动以及不喜欢与人交往，所以音乐治疗师需要根据孤独症儿童的特点制订出合理的音乐治疗计划。因为孤独症儿童年龄较小，所以必须保障音乐治疗训练计划实现从简到繁。同时，在治疗的过程中，音乐治疗师需要使用具有更强趣味性的治疗方法，这样才能够有效地发展孤独症儿童的非交流性语言能力。基于此，在此次音乐活动内容设计中，音乐治疗师充分根据孤独症儿童的行为特点，安排了4种音乐治疗活动，具体为节奏训练活动、音乐律动训练活动、唱歌训练活动以及音乐综合训练活动，具体如下所示。

（1）节奏训练活动

音乐作品中的节奏源于生活，可以利用生活中的节奏来充分挖掘孤独症儿童的音乐节奏潜能，从而使孤独症儿童形成更加敏锐的感知力、判断力以及整合力等。节奏训练是使孤独症儿童感觉和知觉得到发展的有效方法之一。在节奏训练活动中，主要设计了节奏听说、成语、字词朗诵、儿歌等游戏来训练孤独症儿童的知觉和感觉。

（2）音乐律动训练活动

音乐律动训练活动可以通过调动孤独症儿童身体的不同部位进行律动，然后配合形体表演以及即兴动作等使孤独症儿童身心达到平衡。基于此，在音乐律动训练活动方面主要是从拍手、拍腿以及跺脚等身体运动开始训练。在进行过程中，音乐治疗师先进行相关的运动训练，引导孤独症儿童进行模仿，先模仿拍手动作，然后模仿拍手和跺脚动作，最后模仿拍手、跺脚和拍腿动作。

（3）唱歌训练活动

通过唱歌训练可以促使孤独症儿童的语言节奏感得到增强，从而提升孤独症儿童的注意力和记忆力。这一活动对存在语言障碍的孤独症儿童会产生更明显的效果，因为通过唱歌可以帮助这些孤独症儿童发出单音，从而逐渐发展语言能力。在唱歌训练过程中，还可以将日常生活中的常见事情编入歌曲，这样能够更好地对孤独症儿童产生治疗作用。在该活动进行过程中，音乐治疗师可以对孤独症儿童进行音乐提示行为训练，使孤独症儿童的社会适应能力得到提升。

（4）音乐综合训练活动

该活动指的是将音乐和语言以及运动等训练充分结合，使原本有些枯燥无味的训练活动在音乐支撑下变得丰富有趣。通过音乐综合训练活动，可以使孤独症儿童的问题行为得到一定程度的矫正，还可以提升孤独症儿童的学习兴趣，从而获得更好的治疗效果。

在对孤独症儿童进行治疗的过程中，音乐治疗所发挥的作用主要是帮助孤独症儿童肢体或运动方面的功能得到改善，从而使孤独症儿童的身体机能实现均衡发展；发展孤独症儿童的语言能力，使孤独症儿童可以学会通过音乐或语言进行表达，提升孤独症儿童的交流沟通能力。在此过程中，音乐治疗师需要充分结合孤独症儿童的身心特点，不断根据实际情况对音乐治疗过程进行优化调整，不仅要在此过程中改善孤独症儿童的问题行为，还要有效帮助孤独症儿童提升社会适应能力，使其身体健康发展。

4.具体音乐活动内容

根据孤独症儿童心理和生理的特点，将音乐活动内容分为两种类型：一种是结构化音乐活动，另一种是个性化音乐活动，具体如下所示。

在结构化音乐活动方面，主要内容是每次的活动安排都需要充分遵循安静—兴奋的规律，并且在每次活动的开始都需要选择合适的歌曲，在结束之前学习相关歌曲。在进行过程中不要求孤独症儿童当时学会，但是每次都需要进行学习歌曲这一过程。这样能够使孤独症儿童对这一过程以及歌曲产生熟悉感，同时还可以使孤独症儿童对活动内容有所预期。

在个性化音乐活动方面，主要内容是根据试验组的孤独症儿童CARS评分以及ATEC评分来安排活动，同时，这些活动需要符合孤独症儿童的行为特点。

根据音乐治疗活动的内容，在个体音乐治疗和集体音乐治疗方面的具体活动安排如下所示。

（1）个体音乐治疗

A1孤独症儿童的典型行为表现是主动语言较少，存在鹦鹉式语言；平时注意力不集中，有一定刻板行为；在家里时表现较为活跃，并且会哭闹；能够对亲人喊名字产生反应，并且可以服从一些简单指令；不喜欢与其他人进行交流；CARS得分为32分。活动内容安排为：自由探索乐器活动1次，节奏训练活动加唱歌训练活动3次，节奏训练活动加音乐律动训练活动3次，节奏训练活动加唱歌训练活动加音乐律动训练活动5次，音乐综合训练活动12次。

A2孤独症儿童的典型行为表现是主动语言较少，并且在语言表达过程中语言内容无意义，表达过程无节奏；注意力不够集中，存在刻板行为以及攻击行为，有时会出现自伤行为；能够服从简单指令，不喜欢参与到集体活动中；CARS得分为34分。活动内容安排为：自由探索乐器活动2次，节奏训练活动2次，节奏训练活动加唱歌训练活动2次，节奏训练活动加音乐律动训练活动4次，节奏训练活动加唱歌训练活动加音乐律动训练活动4次，音乐综合训练活动10次。

A3孤独症儿童的典型行为表现是在平时会自言自语，话语较轻，并且无法准确说出人称代词；存在一定刻板行为，喜欢踮着脚走路，并且在走路过程中左摇右晃；能够服从简单指令，不喜欢与他人交流，喜欢一个人玩耍；CARS得分为33分。活动内容安排为：自由探索乐器活动1次，节奏训练活动1次，节奏训练活动加唱歌训练活动3次，节奏训练活动加音乐律动训练活动4次，节奏训练活动加唱歌训练活动加音乐律动训练活动5次，音乐综合训练活动10次。

A4孤独症儿童的典型行为表现是主动语言较少，并且在语言表达过程中语言内容无意义，表达过程无节奏；存在一定刻板行为，在家里十分活跃甚至会大喊大叫；存在偶尔不服从家长和老师指导的现象，与他人之间没有交往意识，不合群；CARS得分为33分。活动内容安排为：自由探索乐器活动1次，节奏训练活动3次，节奏训练活动加唱歌训练活动3次，节奏训练活动加音乐律动训练活动3次，节奏训练活动加唱歌训练活动加音乐律动训练活动4次，音乐综合训练活动10次。

A5孤独症儿童的典型行为表现是有简单的语言能力，但是表达含糊不清；偶尔出现过自伤行为，整体协调能力较差；无法意识到环境变化和危险，不能服从简单指令，并且不遵守规矩；CARS得分为45分。活动内容安排为：自由探索乐器活动2次，自由探索乐器活动加节奏训练活动4次，节奏训练活动加唱歌训练活动7次，节奏训练活动加音乐律动训练活动7次，节奏训练活动加唱歌训练活动加音乐律动训练活动4次。

（2）集体音乐治疗

在集体组建阶段，音乐治疗活动主要为乐器问好、自我介绍、问答游戏以及你好游戏等，大致安排4次音乐治疗。

在集体发展阶段，音乐治疗活动主要为引导孤独症儿童借助乐器进行交流；引导孤独症儿童进行动作模仿；引导孤独症儿童进行音乐运动；引导孤独症儿童复习所学习的歌曲。大致安排7次音乐治疗。

在集体结束阶段，音乐治疗活动主要为引导所有孤独症儿童表演事先准备好的节目，在表演过程中音乐治疗师要进行鼓励，并且要颁奖。在最后，所有人要一起演唱熟悉的歌曲，让孤独症儿童在一个温馨环境中与集体告别，彼此进行握手和拥抱。大致安排一次音乐治疗。

在上述所有音乐治疗活动中，可以根据实际情况随时进行优化调整。

三、试验结果和讨论

在音乐治疗活动结束之后，工作人员将所获得的测评数据输入电脑，使用相关软件进行统计分析。在分析完成之后，将获得的数据资料进行整理并且绘制成直观图或表格，以此为基础对试验结果进行综合分析。

（一）试验结果和数据处理分析

由于在此次研究中所选取样本数量较少，所以存在样本量较小的问题，因此没有使用正态分布检验方法，而是使用非参数检验法进行显著性检验。

1.试验前后孤独症儿童ATEC总分对比情况

在试验组方面，ATEC总分：A1在前测中为60分，后测为52分；A2在前测中为80分，后测为62分；A3在前测中为81分，后测为63分；A4在前测中为79分，后测为60分；A5在前测中为104分，后测为91分。

在对照组方面，ATEC总分：B1在前测中为57分，后测为58分；B2在前测中为79分，后测为75分；B3在前测中为73分，后测为73分；B4在前测中为64分，后测为62分；B5在前测中为99分，后测为97分。

从上述数据可以看出，试验组的5名孤独症儿童病症已经有了一定程度的改善，但是对照组孤独症儿童的症状没有得到改善，甚至有儿童的症状更加严重。在试验组中，A2、A3、A4三名儿童的病症改善较为明显，剩余两名孤独症儿童的病症尽管没有明显改善，但是在向好的方向发展。

2.试验前后孤独症儿童ATEC各分量表得分情况

（1）ATEC各分量表前测、后测得分

试验组：

A1语言方面前测得分为14分，后测得分为13分；社交方面前测得分为14分，后测得分为12分；认知方面前测得分为19分，后测得分为17分；行为方面前测得分为13分，后测得分为10分。

A2语言方面前测得分为19分，后测得分为14分；社交方面前测得分为19分，后测得分为13分；认知方面前测得分为26分，后测得分为22分；行为方面前测得分为16分，后测得分为13分。

A3语言方面前测得分为17分，后测得分为15分；社交方面前测得分为22分，后测得分为14分；认知方面前测得分为24分，后测得分为20分；行为方面前测得分为18分，后测得分为14分。

A4语言方面前测得分为17分，后测得分为15分；社交方面前测得分为23分，后测得分为16分；认知方面前测得分为24分，后测得分为17分；行为方面前测得分为15分，后测得分为12分。

A5语言方面前测得分为23分，后测得分为21分；社交方面前测得分为27分，后测得分为22分；认知方面前测得分为28分，后测得分为25分；行为方面前测得分为26分，后测得分为23分。

对照组：

B1语言方面前测得分为14分，后测得分为14分；社交方面前测得分为15分，后测得分为14分；认知方面前测得分为17分，后测得分为17分；行为方面前测得分为11分，后测得分为13分。

B2语言方面前测得分为18分，后测得分为16分；社交方面前测得分为20分，后测得分为18分；认知方面前测得分为25分，后测得分为26分；行为方面前测得分为16分，后测得分为15分。

B3语言方面前测得分为16分，后测得分为17分；社交方面前测得分为20分，后测得分为20分；认知方面前测得分为22分，后测得分为21分；行为方面前测得分为15分，后测得分为15分。

B4语言方面前测得分为15分，后测得分为15分；社交方面前测得分为17分，后测得分为16分；认知方面前测得分为18分，后测得分为16分；行为方面前测得分为14分，后测得分为15分。

B5语言方面前测得分为23分，后测得分为23分；社交方面前测得分为25分，后测得分为26分；认知方面前测得分为27分，后测得分为26分；行为方面前测得分为24分，后测得分为22分。

从上述数据统计结果可以看出，试验组孤独症儿童在接受一段时间的音乐治疗之后，ATEC各分量表的分数得到了一定程度的改善，其中A2、A3、A4在社交方面的改善最为明显，其他两名孤独症儿童的改善情况没有这三名孤独症儿童明显。而对照组基本没有改善。

（2）试验前后ATEC各分量表前测、后测得分符号秩和检验结果

试验组：

语言方面的ATEC语言前后测负秩为5[a]，正秩为0[b]，结为0[c]，总数为5。其中负秩的秩均值为3.00，正秩的秩均值为0.00；负秩的秩和为15.00，正秩的秩和为0.00；Z值为-2.041[d]，渐进显著性为0.041[*]。

社交方面的ATEC语言前后测负秩为5[a]，正秩为0[b]，结为0[c]，总数为5。其中负秩的秩均值为3.00，正秩的秩均值为0.00；负秩的秩和为15.00，正秩的秩和为0.00；Z值为-2.023[d]，渐进显著性为0.043[*]。

认知方面的ATEC语言前后测负秩为5[a]，正秩为0[b]，结为0[c]，总数为5。其中负秩的秩均值为3.00，正秩的秩均值为0.00；负秩的秩和为15.00，正秩的秩和为0.00；Z值为-2.032[d]，渐进显著性为0.042[*]。

行为方面的ATEC语言前后测负秩为5[a]，正秩为0[b]，结为0[c]，总数为5。其中负秩的秩均值为3.00，正秩的秩均值为0.00；负秩的秩和为15.00，正秩的秩和为0.00；Z值为-2.041[d]，渐进显著性为0.042[*]。

对照组：

语言方面的ATEC语言前后测负秩为1[B]，正秩为1[b]，结为3[c]，总数为5。其中负秩的秩均值为2.00，正秩的秩均值为1.00；负秩的秩和为2.00，正秩的秩和为1.00；Z值为-0.447[d]，渐进显著性为0.655。

社交方面的ATEC语言前后测负秩为3[B]，正秩为1[b]，结为1[c]，总数为5。其中负秩的秩均值为2.50，正秩的秩均值为2.50；负秩的秩和为7.50，正秩的秩和为

2.50；Z值为-1.000^{d}，渐进显著性为0.317。

认知方面的ATEC语言前后测负秩为3^{B}，正秩为1^{b}，结为1^{c}，总数为5。其中负秩的秩均值为2.67，正秩的秩均值为2.00；负秩的秩和为8.00，正秩的秩和为2.00；Z值为-1.134^{d}，渐进显著性为0.257。

行为方面的ATEC语言前后测负秩为2^{B}，正秩为2^{b}，结为1^{c}，总数为5。其中负秩的秩均值为2.50，正秩的秩均值为2.50；负秩的秩和为5.00，正秩的秩和为5.00；Z值为-1.000^{d}，渐进显著性为1.000。

根据上述统计结果可以看出，对照组的孤独症儿童在语言、社交、认知以及行为方面测试前后仍然处于同一水平，而试验组的孤独症儿童在经过音乐治疗之后在上述4个方面都得到了显著改善。

（二）个案问题研究

因为不同的孤独症儿童会有不同的心理和行为特点，所以在下面内容中将会对音乐治疗过程中的个案典型问题进行详细分析。

1.个案A1

该孤独症儿童的典型问题是主动语言较少，并且存在一定注意力缺陷。

通过音乐治疗过程记录对该孤独症儿童得出了以下结果。

在音乐治疗过程中，该孤独症儿童从第一次音乐治疗到最后一次音乐治疗活动结束的主动语言次数为：0次、0次、1次、2次、2次、1次、1次、0次、2次、1次、3次、1次、2次、1次、1次、2次、5次、3次、4次、5次、5次、3次、6次、4次、4次、5次、7次、9次、7次、7次、5次、10次、8次、9次、9次、9次。

在注意力集中方面，该孤独症儿童从第一次音乐治疗到最后一次音乐治疗活动结束的注意力集中时间分别为：1分钟、1分钟、2分钟、2分钟、3分钟、5分钟、10分钟、10分钟、5分钟、10分钟、15分钟、15分钟、15分钟、15分钟、20分钟、20分钟、15分钟、10分钟、15分钟、15分钟、20分钟、23分钟、37分钟、32分钟、34分钟、18分钟、26分钟、36分钟、36分钟、23分钟、36分钟、24分钟、31分钟、36分钟、38分钟、40分钟。

2.个案A2

该孤独症儿童的典型问题是缺少交流性语言，在一些情况下不服从指导。

通过音乐治疗过程记录对该孤独症儿童得出以下结果。

在音乐治疗过程中，该孤独症儿童从第一次音乐治疗到最后一次音乐治疗活动结束的交流性语言次数为：0次、0次、1次、3次、2次、4次、2次、3次、3次、5次、5次、3次、3次、4次、4次、4次、6次、5次、5次、6次、7次、4次、5次、6次、8次、8次、5次、10次、10次、8次、9次、8次、9次、9次、9次、9次。

在服从指导方面，该孤独症儿童从第一次音乐治疗到最后一次音乐治疗活动结束的服从指导次数分别为：0次、1次、2次、3次、2次、4次、5次、7次、4次、5次、5次、5次、5次、6次、6次、6次、5次、5次、2次、4次、6次、5次、3次、5次、7次、7次、6次、5次、8次、8次、6次、8次、10次、9次、9次、10次。

3.个案A3

该孤独症儿童的典型问题是存在无意义语言，目光对视或追视较少。

通过音乐治疗过程记录对该孤独症儿童得出以下结果。

在音乐治疗过程中，该孤独症儿童从第一次音乐治疗到最后一次音乐治疗活动结束的无意义语言次数为：15次、10次、10次、4次、10次、4次、10次、4次、4次、2次、2次、15次、10次、10次、5次、5次、3次、5次、5次、2次、1次、3次、4次、0次、2次、3次、4次、1次、2次、0次、0次、2次、0次、0次、0次、1次。

在目光接触方面，该孤独症儿童从第一次音乐治疗到最后一次音乐治疗活动结束的目光接触次数分别为：0次、0次、1次、2次、2次、1次、2次、3次、2次、5次、2次、2次、0次、1次、3次、2次、3次、4次、6次、10次、4次、5次、4次、4次、3次、10次、8次、10次、10次、5次、4次、6次、7次、5次、10次、10次。

4.个案A4

该孤独症儿童的典型问题是叫名字无注意，过度活跃。

通过音乐治疗过程记录对该孤独症儿童得出了以下结果。

在音乐治疗过程中，该孤独症儿童从第一次音乐治疗到最后一次音乐治疗活动结束的叫名字做出回答的次数为0次、0次、1次、0次、0次、1次、1次、1次、0次、0次、0次、2次、5次、5次、4次、5次、5次、2次、3次、2次、3次、2次、3次、2次、3次、3次、3次、3次、2次、2次、2次、5次、2次、3次、4次、3次。

在安静就座方面，该孤独症儿童从第一次音乐治疗到最后一次音乐治疗活动结束的安静就座时间分别为1分钟、2分钟、2分钟、3分钟、3分钟、3分钟、5分钟、5分钟、15分钟、10分钟、7分钟、10分钟、15分钟、20分钟、5分钟、20分钟、30分钟、25分钟、25分钟、25分钟、30分钟、20分钟、20分钟、25分钟、10分钟、15分钟、15分钟、20分钟、20分钟、15分钟、20分钟、20分钟、30分钟、30分钟、30分钟、30分钟。

5.个案A5

该孤独症儿童的典型问题是不喜欢与他人肢体接触，不服从指导。

通过音乐治疗过程记录对该孤独症儿童得出以下结果。

在音乐治疗过程中，该孤独症儿童从第一次音乐治疗到最后一次音乐治疗活动结束的肢体接触次数为：0次、0次、0次、0次、1次、0次、0次、1次、1次、2次、0次、3次、3次、2次、2次、4次、4次、3次、2次、1次、3次、3次、3次、5次、5次、6次、5次、5次、3次、5次、4次、5次、4次、5次、5次、5次。

在服从指导方面，该孤独症儿童从第一次音乐治疗到最后一次音乐治疗活动结束的服从指导次数分别为：0次、0次、0次、0次、0次、0次、0次、0次、1次、0次、1次、2次、1次、1次、3次、3次、2次、2次、2次、3次、5次、4次、2次、2次、4次、4次、3次、3次、2次、4次、3次、3次、5次、4次、4次、5次。

（三）综合讨论

本研究的重点在于通过对孤独症儿童进行音乐治疗，并且选择语言、社会交往、认知以及行为作为4个观察点来探究音乐对孤独症儿童的影响。从上述内容所得出的各项数据可以看出，试验组的5名孤独症儿童经过音乐治疗获得了一定程度的改善，而对照组孤独症儿童几乎没有任何改善。同时，从上述内容对5个个案进行分析的结果来看，试验组的5名孤独症儿童中，A1、A2、A3、A4属于轻中度孤独症，获得了较为明显的治疗效果。其中除A1以外的三名孤独症儿童由于孤独症程度较A1更重，获得的改善效果更为明显，而A1孤独症状较轻，与正常儿童接近，所以获得的治疗效果不够明显。A5是一名重度孤独症儿童，在各个方面都有较为严重的行为问题，所以需要更长时间的音乐治疗才有可能获得明显效果。

第三节　孤独症儿童音乐治疗的研究结论和建议

一、孤独症儿童音乐治疗的研究结论

（一）试验结论

通过试验结果可以看出，音乐在孤独症儿童康复治疗方面能够产生一定效果，具体体现在以下几个方面。

第一，从试验结果来看，孤独症儿童在接受音乐治疗之后，可以通过音乐与他人进行交流，从而促使孤独症儿童语言沟通能力得到提高。第二，音乐可以为孤独症儿童创造出更为轻松愉快的空间，使孤独症儿童在音乐的帮助下更加自信。同时，通过音乐对孤独症儿童进行刺激，可以引导孤独症儿童进行身体律动，从而调节运动能力，促使他们的身体协调性得到一定改善。孤独症儿童在音乐创造的轻松愉快的空间中能够更好地接受信息，从而促进孤独症儿童的学习和交流。另外，孤独症儿童能够在轻松愉快的环境中更加自如地接受外部刺激，并且给出相应反应。

另外，通过与孤独症儿童的老师和家长的访谈发现，大部分家长和老师对音乐治疗的结果较为满意，并且都表示孤独症儿童接受音乐治疗后在以下方面有了更好的表现：注意力得到提升、理解能力得以加强、刻板行为大幅减少、想象力更加丰富、与人沟通的次数不断增多等。

（二）试验设计的意义

在本次研究中整体梳理了孤独症儿童音乐治疗方面的相关理论，并且在此基础上进行了案例分析。从整体上来看，试验活动设计的意义主要体现在以下方面。

第一，从可行性方面来看，由于孤独症儿童对音乐有较为强烈的反应，所以此次设计将音乐作为一种媒介，通过音乐治疗师对孤独症儿童进行引导，并且在结合孤独症儿童问题行为的基础上专门设计了音乐训练，以此来帮助孤独症儿童学习除音乐以外的其他知识。在试验完成之后，孤独症儿童在各个方面都获得了一定程度的改善，这反映出音乐在儿童孤独症治疗中具有可行性。

第二，从灵活性方面来看，在此次试验设计中音乐治疗活动的内容较为灵活，可以随时根据孤独症儿童的情况进行优化调整，同时，也让孤独症儿童主动参与音乐活动和音乐治疗师进行互动，使孤独症儿童信心得以增强。除此之外，还使音乐治疗师与孤独症儿童之间建立了良好关系。

第三，从治疗效果方面来看，孤独症儿童经过音乐治疗之后，各方面都获得了一定的改善，并且这一效果具有一定的稳定性。

二、孤独症儿童音乐治疗的建议

研究结果表明音乐治疗能够对孤独症儿童在语言、社交、认知以及行为方面的问题产生一定的改善作用，所以在孤独症儿童康复治疗过程中可以通过音乐调节孤独症儿童的情绪，帮助孤独症儿童感受生活以及形成自信心。下面给孤独症儿童音乐治疗提出一些建议。

（一）学校音乐治疗

随着医学技术的快速发展，人们对孤独症儿童的教育和生活产生了新的认知，更加重视孤独症儿童群体。尤其是我国对孤独症儿童的教育以及康复问题十分重视，促使特殊学校的音乐教师开始付诸行动，充分结合孤独症儿童的特殊性，从教育方法、教育目标以及教育内容等各个方面来引导孤独症儿童，弥补孤独症儿童在心理和生理方面存在的缺陷，引导孤独症儿童成为生活能够自理并且适应社会的正常人。自此，音乐治疗开始在一些特殊学校或康复机构兴起。

从前文内容可知，对孤独症儿童的音乐治疗是音乐治疗师结合儿童喜欢音乐这一特点，将音乐作为媒介，在进行个体或集体音乐治疗过程中对孤独症儿童进行引导，并且专门设计相应的音乐训练，以此来帮助孤独症儿童去获得音乐以外的知识。尽管这些能力的获得来自和音乐教育相同的音乐活动，但是在这些音乐活动中音乐之外的能力是其中的重点，而音乐知识或相关技能在这些音乐活动中并不是重点内容，所以这种音乐活动具有较强的治疗性。

音乐治疗的目的是促进孤独症儿童的认知得到提升，并且改善孤独症儿童的情绪和症状，以此来提升孤独症儿童的自我观察力以及生活适应能力。所以，关于孤独症儿童的音乐治疗在目标设定方面还需要充分结合特殊教育学校的教育目标进行设置，使孤独症儿童各方面的问题都能进入音乐治疗范围内，这是音乐治疗在特殊学校中的本质需要。

（二）家庭音乐治疗

家庭是缩小版的社会，是儿童生活的第一个环境，父母也是儿童的第一任老师。在家庭环境中，应用音乐治疗需要将家庭和音乐结合在一起。在家庭中应用音乐治疗具有一定优越性，可以实现多病同治、一治多效，是一种具有高适应性的干预方法。

儿童在出生之后大部分时间在家庭环境中度过，所以在家庭环境中应用音乐治疗可以有意进行也可以无意进行，可以有计划地进行也可以无计划地进行，但是无论用怎样的方式以及在哪些时间段进行治疗，家长都必须通过自身的行为和语言对孤独症儿童产生积极影响。在家庭环境中，家长对孤独症儿童的康复治疗有着重要作用。家庭音乐治疗是音乐治疗过程中所有治疗的基础，具有突出的早期性、及时性等特点。

相关研究发现，年龄越小的孤独症儿童或越早开始干预的孤独症儿童，在进行干预之后获得的效果越好。从目前实际情况来看，很多康复机构并不会收3岁以下的孤独症儿童，所以对3岁以下孤独症儿童的康复治疗来说家庭音乐治疗十分重要。另外，家庭音乐治疗具有连续性，能够为孤独症儿童提供一个连续不断的治疗环境。对任何一名孤独症儿童而言，其治疗过程是一个漫长的过程。当前我国的康复机构较少，训练时间较短，并且需要付出高额的费用，因此很多孤独症儿童的治疗需要充分依赖家庭音乐治疗。家庭音乐治疗能够为孤独症儿童的身心发展提供支撑。家庭音乐治疗的及时性特点主要体现在治疗过程中家长可以随时发现孤独症儿童出现的新问题或其他情况，从而结合实际情况对孤独症儿童进行相应治疗。

由于家长在家庭音乐治疗过程中需要扮演医生、护士、老师以及父母等4种不同的角色，所以家长在家庭音乐治疗中发挥了重要作用。下面内容是家长进行家庭音乐治疗时需要注意的几点。

第一，家长需要对孤独症儿童有正确认识，并且要接受自己孩子患有孤独症的事实，既不能对孩子期望过低，也不能期望过高。第二，在孤独症儿童方面，家庭的团结和谐比简单的音乐治疗更加重要，所以在家庭中必须保持规律的日常生活。第三，家庭音乐治疗必须与学校音乐治疗的方法一致。一方面，需要保障家庭音乐治疗和学校音乐治疗具有一致性。孤独症儿童即使进入康复中心或康复学校，每天也只有几个小时的时间，其他大部分时间还是生活在家中，所以在家庭音乐治疗过程中所使用的方法需要与学校音乐治疗方法保持一致，这样才能获得更好效果。如果家庭音乐治疗所使用的治疗方法与学校不一致，就有可能抵消学校音乐治疗所产生的作用。另一方面，在保持一致性的基础上还需要所有家庭成员使用相同的语言，即不管是对孤独症儿童进行奖励还是批评，都需要使用相同的语句，这样能够避免孩子产生困惑。第四，家长需要学习更多关于音乐治疗的相关理论知识以及方法技巧，并且需要在日常生活中多与音乐治疗师进行交流沟通。第五，家长在音乐治疗过程中必须有战胜困难的信心和决心，并且家庭成员之间需要相互鼓励和理解。如果在治疗过程中发现孤独症儿童的症状有所改善，家长应该及时给予孤独症儿童表扬和鼓励。同时，家长还需要与相关专业人员积极配合，根据孤独症儿童实际发展情况对音乐治疗计划优化调整，从而获得更好的治疗效果。

（三）社会音乐治疗

社会音乐治疗指的是在学校音乐治疗和家庭音乐治疗之外的各种孤独症儿童康复机构、培训机构或福利院的培训班，这些机构能够通过音乐活动对孤独症儿童进行康复治疗。孤独症儿童的社会音乐治疗从内容方面来看具有更强的灵活性，在形式方面拥有更强的多样性。社会音乐治疗是在充分结合孤独症儿童生理和心理特点的基础上选用相应的治疗内容，更加关注孤独症儿童的心理需要。在形式方面具有多样性特点，其中不仅包含唱歌、跳舞，还包含乐器演奏等多种形式，家长或老师可以根据每个孤独症儿童的实际情况来进行选择。

从目前来看，我国孤独症儿童的社会音乐治疗发展仍处于初期阶段，因为音乐治疗这一行业是一种新兴行业，大部分人对这一行业的认识存在不足，再加上音乐治疗行业人才方面的缺乏以及费用较高，所以很多家长对孤独症儿童社会音乐治疗持不信任的态度，这些严重影响了社会音乐治疗的稳定发展。近年来，尽管全国各地关于孤独症儿童音乐治疗的机构数量在增多，但是随着我国孤独症儿童人数的不断增加，仍然不能够满足实际需要。同时，全国各地的社会音乐治疗发展不均衡，主要体现在两方面：第一，不同区域间发展不平衡。从目前实际情况来看，在我国很多地区没有任何孤独症儿童音乐治疗康复机构，这些地区往往是经济不发达地区。从整体上来看，关于孤独症儿童音乐治疗的康复机构呈现出南多北少的局面，在我国西部大部分地区没有相关的康复机构。第二，专业性发展不均衡。尽管在经济较为发达地区存在较多关于孤独症儿童音乐治疗的康复机构，但是不同康复机构的水平参差不齐，甚至一些康复机构由于缺乏专业指导，所获得的效果较差。

另外，关于孤独症儿童的社会音乐治疗还需要有相应的社会支持以及政府部门的重视。从目前来看，国家可以鼓励社会团体对条件较为困难的孤独症儿童家庭进行资助，或是政府对孤独症儿童家庭的康复训练在费用方面进行补贴。从整体上来看，国家为孤独症儿童家庭所提供的资金支持可以使用在以下方面：第一，直接发放至孤独症儿童家庭，用于支付各种诊断和音乐干预的费用；第二，将这些资金提供给有较好硬件设施和软件设施的康复机构，并且将这些康复机构定为各级残疾人联合会的定点康复机构，以此来为孤独症儿童提供各种服务；第三，将资金提供给研究机构或师资培养机构，来研究孤独症以及音乐治疗方法，并且培养出更多的音乐治疗康复师。

随着国家对孤独症儿童的康复治疗愈加重视，社会大众对孤独症儿童康复治疗的希望越来越高，对专业音乐治疗康复师的需求也在不断增长。但是从目前实际情况来看，我国现有的专业音乐治疗康复师数量较少，所以需要有更多的人学习音乐治疗的理论知识和技能，从而进入音乐治疗行业中，为孤独症儿童的康复治疗提供更多帮助。

第九章　音乐治疗在临床中的应用与发展

　　随着医学科技和心理学研究的发展，音乐治疗作为一种非药物式疗法，在临床实践中逐渐被广泛应用。音乐治疗通过让患者参与音乐活动、倾听音乐和创作音乐等方式，帮助他们调节情绪、缓解压力，提高自我意识和促进社交互动等。音乐治疗不仅可以应用于心理健康问题，如抑郁症、焦虑症等，还可以用于身体疾病方面，如癌症、阿尔茨海默病等。本章将着重探讨音乐治疗在临床中的应用与发展，以期为医疗从业人员提供借鉴和参考。

第一节　音乐治疗在临床中的应用

　　音乐治疗的临床应用是一个十分重要的音乐应用领域。音乐治疗只有应用到临床医学中，才能够真正意义上体现出其实用性和有效性，才能够真正将音乐的审美功能和治疗功能区分开来。从目前来看，经过音乐治疗领域的专家以及相关工作者长期的努力探索，音乐治疗在临床中的应用获得了重大进步，并且在当前已经被更多的医疗机构应用到疾病治疗中。从实际情况来看，音乐治疗在临床中的应用主要体现在以下方面：第一，音乐治疗被应用于各种疾病康复治疗中；第二，音乐治疗被应用到精神失调的神经系统专科以及心脑血管问题专科中；第三，音乐治疗被应用在手术后疼痛缓解方面。下面将对音乐治疗在临床中的应用进行详细阐述。

一、音乐治疗在神经系统疾病中的应用

音乐治疗可以使病人产生安神的舒缓作用，还具有均线发散的减压作用，也具有实现集体相互依存的社交活动功能。上述所有功能都能够被应用到临床实践中，从而实现对被治疗者情绪的舒缓、负面性格的改善等。大量临床实践已经证明，音乐治疗在治疗抑郁症、焦虑症、狂躁症、孤独症以及精神分裂症等方面都有较为显著的效果，目前已经为广大神经系统疾病所困扰的人们带来了福音。

（一）音乐治疗在抑郁症方面的临床应用

抑郁症是当今社会困扰人们的精神类疾病中的第一大类，具体表现为患者情绪低落、兴趣降低，悲观思想严重，主动性不足，饮食和睡眠较差，并且担心自己患有各种疾病，严重者甚至会出现自杀念头。从目前来看，由于社会压力的不断增加以及生活节奏的不断加快，患有抑郁症的人数正在不断增长，并且城市明显高于农村。另外，抑郁症作为一种精神类疾病，其发病较为隐蔽，患有抑郁症的病人在最开始往往只是认为自己较为疲劳或此时不够开心，认为是一种正常的精神波动。同时，有很多患者并不愿意承认自己患上了抑郁症，所以也不愿意及时就医。初期抑郁症容易受到忽视，所以导致很多人错过了最佳的治疗时期。

从负面影响来看，抑郁症会对家庭和社会产生极大的破坏作用，因为抑郁症患者往往伴随有焦虑、失眠、自卑甚至狂躁等症状，这些症状不仅会影响抑郁症患者的身体健康，也会影响到患者身边人的身心健康。比如一些患有严重抑郁症的病人会有自杀或发狂攻击他人的行为，这些会给家庭以及社会带来巨大损失。所以如果出现抑郁症的早期征兆，就必须予以重视，及时就医治疗。

我国传统医学认为，抑郁症是一种心病，所以根据中医的"心病还须心药医"理论，抑郁症的治疗应该优先使用各种非药物手段。从目前来看，大部分抑郁症治疗的药物存在较大副作用，并且这些药物只能使抑郁症症状得到缓解，如果不能对抑郁症患者进行引导使他们放下心理包袱，就无法根治抑郁症。音乐治疗是心理治疗的重要手段之一，在治疗抑郁症方面有先天优势。对于抑郁症患者，音乐治疗的功效主要体现在缓解抑郁症患者的情绪、改变抑郁症患者的认知，以及帮助抑郁症患者建立正面意志。

1. 缓解抑郁症患者的情绪

抑郁症患者在实际生活中往往会因为不同原因而产生低落情绪，并且抑郁症患者对这种低落情绪无法控制，更无法进行调整。如果患者无法调整这种低落情绪，就会导致患者对其他事物的兴趣较低，从而导致音乐治疗难以进行，或难以获得良好效果。所以在治疗过程中，必须选择节奏较快或高亢风格的音乐，这样才能够通过这种音乐使抑郁症患者找到低落情绪的宣泄口。在抑郁症患者低落情绪宣泄到一定程度或负面情绪得到一定缓解之后，再通过音乐引导抑郁症患者使其平静下来。接下来，选择较为平静舒缓的音乐帮助抑郁症患者进入一种平和的状态中，最终实现心理放松。在最后，音乐治疗师需要使用一些较为欢乐或愉快的音乐来激发抑郁症患者的积极情绪，帮助其建立积极正面的心理状态。此时才完成了抑郁症患者音乐治疗的第一步。

2. 改善抑郁症患者的认知

在第一步治疗完成之后，音乐治疗师需要让抑郁症患者选择对其人生有纪念意义或其他意义的音乐作品，然后向抑郁症患者播放这些对其具有特殊含义的音乐，这样能够引导抑郁症患者逐渐回忆其人生发展过程中的各个场景。通过这种回忆能使抑郁症患者的内心情绪被引发，此时音乐治疗师需要以此为基础了解抑郁症患者的实际经历，找到其人生经历中的关键部分，从而找到使患者产生低落情绪的心理病因，然后通过播放柔和的音乐与患者建立一种舒缓、顺畅以及柔和的医患交流平台。在此基础上，音乐治疗师需要与患者进行深入的交流讨论，从而逐步改善抑郁症患者的认知，帮助抑郁症患者打开心结。在这一过程中，音乐治疗师还需要帮助抑郁症患者根据讨论的主题安排一些相适应的音乐欣赏活动，以此来巩固疗效。

3. 帮助抑郁症患者建立正面意志

在抑郁症患者的情绪以及认知有一定程度的纠正之后，音乐治疗师需要将抑郁症患者引导至不同的音乐活动中。这些音乐活动可以包含跳舞、乐器演奏以及歌曲演唱等不同形式。通过让抑郁症病人参与这些音乐游戏，能够使抑郁症患者的内心更加充实，从而调动他们内心的正面情绪以及激发他们的思维、引导他们的行动，进而促使抑郁症患者对周围环境的适应能力得到加强。在这些音乐活动中，要避免个体音乐活动，而是需要通过集体方式来进行，这样不仅可以使抑郁症患者的社交能力得到一定程度的恢复，还可以让抑郁症患者在集体音乐活动进行过程中巩固自身的正面价值观。同时，这些集体的音乐活动还可以帮助抑郁症患者将自身的治疗成果融入日常生活，这样不仅能够为抑郁症病人今后的康复打下良好的基础，还可以有效防止抑郁症病人病症的复发，获得长期效果。

（二）音乐治疗在孤独症方面的临床应用

孤独症作为一种精神类疾病，多见于青少年或儿童群体，主要表现为患者对其他人以及外界所有事物都缺乏兴趣，并且在与外界事物或其他人接触的过程中不懂得通过怎样的方式进行交流互动，没有掌握相应的交往技巧。孤独症在当前是儿童群体精神类疾病中的难题之一。如果儿童患有孤独症，就会沉默寡言，缺乏交流手段，甚至与自己的父母交流也存在一定困难。通常情况下，孤独症难以被家长发现，经常会延误了最佳的治疗时机。如果儿童一旦患上孤独症，往往会伴随其一生，对其生活产生巨大的负面影响。除此之外，孤独症还会为社会带来巨大负担，因此在孤独症治疗方面必须在儿童具有一定认知能力的阶段就开始治疗。

相关研究发现，人的儿童时期正处于身心发展的重要阶段，并且这一阶段尚未形成成人已经固定的习惯，没有这些习惯的束缚，因此对音乐较为敏感。根据相关统计，在患有孤独症的儿童中，很多儿童拥有异于常人的艺术天赋，相较于常人受到音乐的影响更大。

所以在音乐治疗过程中，音乐治疗师可以充分利用孤独症儿童对音乐更加敏感的特点来进行治疗，从而使孤独症儿童的病情可以得到改善甚至是痊愈。

在孤独症治疗方面，音乐治疗主要使用主动式治疗方法，并且需要对孤独症儿童进行有针对性的训练。比如，在治疗过程中可以对孤独症儿童进行节奏步伐训练，具体为音乐治疗师引导儿童在音乐背景下使自己的脚步与音乐节奏进行配合，同时摆动手部，以此使孤独症儿童可以充分感受音乐的节奏；还可以通过击鼓传花游戏对孤独症儿童进行训练。在这种训练中，需要注意的是必须循序渐进，即从个体训练到集体训练，这样能够使孤独症儿童逐渐掌握各种身体语言，同时也能学会观察其他人的身体语言，从而实现观察和沟通的第一步。在孤独症儿童恢复一定的沟通能力之后，音乐治疗师可以使用节奏更快或更加活泼的音乐来引导孤独症儿童与家长或其他人进行互动,以此巩固沟通能力。大量实践已经证明,音乐治疗在儿童孤独症治疗方面有较为明显的疗效。

(三)音乐治疗在阿尔茨海默病症上的临床应用

阿尔茨海默病对老年人的身体健康有着严重威胁,是两种神经系统退行性疾病。阿尔茨海默病是一种致死性神经退行性疾病,主要表现为日常生活能力减退、记忆力衰退以及各种行为障碍。患有阿尔茨海默病的老年人最为突出的表现是记忆力下降,先是短期记忆力逐渐衰退,然后发展到长期记忆力衰退,导致自己曾经熟知的事物或人难以回忆起来,进一步发展就是吐字不清,甚至会失去语言功能,无法正常行走。阿尔茨海默病不仅折磨老年人,也给其家人带来巨大负担,对于整个社会而言也会带来巨大损失。从目前实际情况来看,针对老年退行性疾病已经有一些手术治疗方法和药物治疗方法,但是不论哪种方法都难以获得较好的效果。音乐治疗师在经过长期试验之后发现,这些疾病的治疗如果可以配合音乐疗法就能够获得更好的疗效,因此音乐治疗在发展过程中慢慢应用在这些疾病的治疗过程中。

音乐治疗对阿尔茨海默病的临床疗效如下。

1.恢复患者的功能

在治疗过程中,音乐治疗师会让患者选择对自己人生有特殊意义的音乐。如果在治疗过程中发现患者本身记忆力已经严重衰退,那么可以根据其他人对患者生活背景和人生经历的描述,选择出符合患者所处时代的音乐作品。通过这些能够唤起患者回忆的音乐或具有特殊意义的歌曲,可以引导患者逐渐回忆起自己人生不同阶段所发生的事情。同时,音乐治疗师在此过程中与患者进行交流,以此加深患者对以往的回忆。通过音乐来刺激患者的记忆,引出患者的记忆区域,相较于纯粹使用语言或药物能够获得更好的效果。在患者恢复部分记忆之后,就能够使他们的信心增强,从而促使患者大脑多巴胺类物质的分泌,进而修复患者脑部神经网末梢,最后帮助患者恢复一定程度的记忆。

2.改善患者的功能

由于神经退行性疾病会对患者脑部产生永久性伤害,并且很多伤害无法恢复,因此除了需要在治疗过程中尽最大努力帮助患者恢复所有可以恢复的功能以外,音乐治疗师还需要通过音乐来帮助患者改善当前的综合能力。音乐治疗师可以通过不同风格的音乐来帮助患者稳定情绪，提升患者的睡眠质量。同时，音乐治疗师还可以通过患者所熟悉的乐器来进行演奏练习或参与演奏表演，使患者行动能力得到一定程度的改善。

3.维持患者的功能

当患者的治疗进行到一定程度之后，其本身功能的恢复其至是改善都会更加困难，此时，音乐治疗师需要对患者残余的生理功能进行维持，阻止患者残余生理功能的衰退，从而维持患者的生活质量。在这一阶段，患者可能已经丧失了多种生理功能，比如说话、记忆等，所以在这一阶段音乐治疗师就需要采用被动接受式治疗方法，即向患者播放熟悉的音乐以此来刺激患者的记忆功能，或是通过使用一些有较强节奏感的音乐对患者的运动功能以及反射功能进行刺激，或是通过一些平静舒缓的音乐来帮助患者排解焦虑与忧郁。从整体上来看，通过不同风格的音乐可以帮助患者的病情恶化速度下降，从而维持患者及其家人的生活质量。

二、音乐治疗在循环系统疾病中的应用

在循环系统疾病中，最为常见以及最为人们所熟知的疾病就是心血管疾病，主要包含心肌梗死、脑溢血、脑血栓、冠心病等。这一类疾病是致人死亡的头号杀手，这些疾病不仅发病快，而且十分突然，如果没有及时处理相关病情就会迅速恶化，甚至会威胁到患者的生命。在大部分情况下，患有循环系统疾病的病人即使抢救回来，也会留下较多的后遗症，从而影响患者本身的生活质量。根据相关研究统计，目前在全世界每年有2000万人死于心血管疾病，占不同致死疾病的1/3以上。同时相关调查也发现，在当前随着医疗保健知识的不断普及，心血管疾病的增长速度已经逐渐放缓，但仍然是影响人们生活水平的主要疾病之一。从我国实际情况来看，心血管疾病也处在高发期，如果不进行防治，将会给我国国民健康带来巨大的威胁。

（一）可以通过音乐治疗降低患者的血压

心血管疾病患者最大的潜在风险因素就是高血压，对血压进行有效控制是防止出现心血管疾病的重要内容。众所周知，在当前服用降血压药是控制血压的重要措

施之一，但是在一些特殊情况下，比如在紧张、愤怒或激动的情况下即使服用降压药也无法控制血压，从而产生心血管疾病。而平稳舒缓的音乐可以明显降低患者的血压，并且能够使患者的心肌自律性提升，从而起到一种镇静的作用。在治疗过程中，如果音乐治疗师可以在结合患者实际情况的基础上选择合适的音乐，比如在针对情绪激动的患者时通过一些舒缓的音乐进行安抚，不仅能使患者情绪得到平复，还能降低患者的心理压力，从而在控制血压方面产生一定作用。再比如针对由于压力较大带来的不适而引起血压失控的患者，音乐治疗师可以选择患者本身较为熟悉的音乐，尤其是患者故乡的音乐来对患者进行引导，这样能够帮助患者控制血压。

（二）患者的脉搏可以通过音乐治疗得到控制

通常情况下，患有心血管疾病的人会出现心跳不正常等情况，比如心跳过慢、心律不齐等。相关研究人员发现，音乐能够对人的脉搏产生直接影响。所以在音乐治疗过程中，如果患者脉搏跳动过快，那么音乐治疗师可以使用一些较为和谐平缓的音乐来帮助患者舒缓神经，从而降低肾上腺素水平，再配合一些呼吸调整实现脉搏跳动水平的降低。如果患者本身脉搏跳动较慢，音乐治疗师则可以选择一些节奏较快或欢快的音乐来刺激患者的情绪，提升其肾上腺素水平，这样能够使患者脉搏的速度以及力量得到提升。

三、音乐治疗在外科手术辅助方面的应用

音乐治疗除了在神经系统类疾病以及心血管类疾病治疗方面得到广泛应用，在外科手术辅助方面也有一定应用。外科手术治疗是现代医学治疗疾病的重要手段之一，如果患者本身的疾病使用药物或其他物理治疗方法难以解决，那么就需要通过外科手术治疗。由于外科手术治疗会对身体带来一定损害，所以在外科手术治疗过程中伴随有一系列当前需要解决的问题。比如，在外科手术治疗的过程中需要对病人进行麻醉，否则手术无法进行；如何降低病人的紧张感从而创造出更好的外科手术环境；很多病人在进行外科手术之后会出现应激反应，如果应激反应不在合理范围之内，就会对患者的术后恢复产生影响，甚至在一些严重的情况下还会导致病情恶化，如何在手术之后降低患者的应激反应也是需要解决的问题之一。音乐治疗对

上述问题是一种低成本且没有任何副作用的辅助手段。

（一）音乐治疗在麻醉方面的应用

在麻醉方面，使用音乐治疗是当前音乐治疗领域的前沿课题，从目前来看，只有一些发达国家的医疗机构有相应条件。由于在手术过程中使用麻醉药物会产生较大的副作用，甚至在一些情况下如果麻醉药量不准确还会对病人生命安全产生威胁，所以音乐这种没有任何副作用的麻醉手段受到了全世界医院以及医生的关注。截至目前，在一些国家已经有过使用音乐麻醉实施牙科手术治疗的成功案例。根据相关报道，在这些成功案例中，医生充分使用了催眠手段，同时结合音乐对病人进行引导，从而促使病人的紧张感以及神经灵敏度得以降低，甚至一些病人在引导下进入沉睡状态。牙科手术作为一种微创手术，创伤面较小，疼痛感较弱，所以病人在音乐催眠的情况下也可以完成手术。但是在其他手术方面，通过音乐进行麻醉的应用存在较多限制。但是很多事实已经证明，在一些小手术中可以通过音乐治疗方法来实现麻醉的效果。

（二）音乐治疗在手术中缓解紧张感的应用

在一些手术中，需要患者保持清醒状态，这样在手术进行过程中，医生才能充分掌握患者的实际反应，从而进行准确判断，尽量获得好的手术效果，所以在这一类手术进行过程中不能够对患者进行麻醉。比如在剖宫产手术中，医生需要病人做出一些反应，才能够帮助医生判断手术效果是否良好。但是在这一过程中，由于患者处于清醒状态，再加上处于手术环境之中自然会产生一些紧张感。如果患者本身过于紧张，就会影响到患者本身的脉搏、血液流动以及血压，那么在手术时就会有更多风险。因此，在这种手术进行过程中，需要医生通过音乐来舒缓病人的紧张感，这样可以使患者血压、脉搏以及血液等方面处于正常范围之内，从而为手术的进行创造一个良好环境。

（三）音乐治疗在术后应激方面的应用

相关研究显示，舒缓音乐可以帮助病人放松身心。所以在对患者进行治疗的过程中，如果能够选择有针对性的音乐，就能够使病人的紧张状态降低。正是音乐具有这种特性，所以十分适合在ICU综合征预防和治疗中应用，以减轻病人所产生的焦虑耗氧问题。因为患者本身的病痛会导致其产生紧张情绪，从而导致患者耗氧量增加，进而导致患者出现缺氧问题。在合适音乐的引导下，患者的紧张焦虑情绪可以得到缓解，从而使患者的耗氧量降低，保障患者血氧量水平，从而为治疗创造良好环境。

手术之后病人的康复也是当前音乐治疗应用的重要领域之一。通常情况下，经过手术之后的病人会产生一定的应激反应，主要表现为病人肾上腺素分泌加快、血压升高、心跳加速，如果病人这些应激反应没有得到缓解，就会对病人的术后恢复带来一定的威胁。如果对手术后病人播放一些平静舒缓的音乐，就可以促使病人的肾上腺素水平下降，从而促使病人心血管收缩程度减轻，帮助病人恢复正常血压。

（四）音乐治疗在术后恢复期的应用

在癌症患者放疗、化疗副作用方面，音乐治疗也能够产生较好的效果。对癌症病人而言，除了通过手术方式切除病灶，防止癌细胞的扩散，还需要通过放疗和化疗来杀死全身的癌细胞。这一过程不可避免地会对人的身体产生损害，尤其会对人体正常细胞产生较大伤害，从而带来各种副作用。通常情况下，癌症病人经过放疗和化疗之后会因为副作用的影响产生巨大痛苦。但是相关实践表明，癌症病人在放疗、化疗之后产生恶心呕吐现象，如果仅使用药物获得的成效较小，如果将药物治疗和音乐治疗配合使用，就能够有效帮助癌症病人减轻呕吐症状，从而保障癌症病人的生活质量。

除此之外，音乐治疗还能有效减轻手术之后病人的疼痛感。在经过外科手术后，病人往往会产生疼痛感，而这种疼痛是干扰病人顺利恢复的重要影响因素之一。如果病人在手术后产生过度疼痛，不仅会给病人带来巨大痛苦，还会对病人其他方面产生负面影响，比如一些病人在手术后会因为疼痛长期失眠，再比如一些病人在手术后会因为疼痛无法顺利行动，这些都会对病人的病情康复带来负面影响。尽管在病人产生疼痛的过程中可以使用一些镇痛类药物帮助病人降低疼痛感，但是这些药物又会使病人出现幻觉、心律失常等副作用，所以在病人恢复过程中不建议使用。而音乐治疗可以使病人体内自行生成一种止痛物质，这样的物质由于是天然生成，所以不会给病人带来任何副作用，还可以改善病人的情绪，使病人的神经系统得到改善。所以在当前，很多国家的医院在病人的术后恢复期会为病人制定音乐治疗套餐，以此来减轻病人的疼痛。

第二节　音乐治疗存在的问题和发展前景

亚里士多德曾使用"净化"这一医学术语来描述艺术对人身心所产生的影响。事实上，净化是一种治疗，人们在日常生活中容易受到自身情绪的影响，所以通过音乐可以净化情绪，促使人们产生一种轻松舒畅的感觉。同时，这种通过音乐净化所产生的轻松舒畅感觉能够使人心理压力得到释放，并且帮助人心理状态趋于平衡，对于形成健康人格以及治愈疾病等方面都有一定积极作用。以亚里士多德为代表的哲学家在音乐治疗方面的研究，为后续音乐的应用打下了坚实的理论基础。在当前，音乐治疗已经应用到各种心理和生理治疗方面，最终产生了一门新型学科，即音乐治疗学。这一学科是净化说理论的延伸和发展。

音乐治疗在长期发展过程中被不断完善与优化，成为医学领域的重要分支之一，各种关于音乐治疗的培训机构以及研究机构已经在全世界范围内分布。从目前实际情况来看，音乐治疗的发展在发达国家更为迅速，很多发达国家已经发展出基于音乐治疗的各种硬件与软件。从我国实际情况来看，音乐治疗在经过长时间发展之后在全国范围内已经有400多所关于音乐治疗的机构，音乐治疗方面的人员已经接近20万人，形成了一个重要产业。所以对我国来说，需要充分借鉴此领域先进的经验和技术，充分发挥我国的优势，重视人才培养，从而促进音乐治疗的快速发展。当前，尽管我国音乐治疗发展十分迅速，但是相较于发达国家而言还存在一定差距。

一、我国音乐治疗方面存在的问题

（一）研究领域仍需拓宽

从目前来看，我国在音乐治疗研究方面，主要体现在各种显性疾病上，对于一些隐性疾病不够重视，研究存在一定不足。所以我国当前在音乐治疗研究领域仍然需要进一步拓宽，从而覆盖更多疾病，为治疗这些疾病提供更多支撑。

（二）基础理论研究匮乏

我国研究者在当前更加倾向于通过已经存在的教育或心理理论对音乐治疗进行指导，或通过这些理论对音乐治疗过程中所产生的各种现象进行解释，这样就导致我国在音乐治疗方面更多的是依赖其他学科的理论对音乐治疗进行指导，没有自己的基础理论研究。长此以往，必然会影响到我国音乐治疗的发展。

（三）患者接受水平较低

患者本身的基本素质会对音乐治疗的最终效果产生极大影响，比如患者的文化背景、年龄等会对音乐治疗效果产生直接影响。从目前我国实际情况来看，大部分患者对音乐治疗的接受水平较低，阻碍了我国音乐治疗的发展。所以当前我国需要建立系统性的治疗方案，以此来满足不同患者的不同需求。

（四）特色治疗方法缺失

我国的音乐治疗在发展初期就充分借鉴了其他国家先进的理论和经验，这是我国治疗发展最为常用的方法。但是在借鉴其他国家相关理论和经验的过程中没有将这些经验和理论充分与我国传统文化以及中医结合起来，导致我国特色治疗方法缺失。所以，我国需要在借鉴他人的经验和理论的基础上形成自己的治疗方法，这样才能使音乐治疗更加适用于我国的实际情况。

（五）缺乏深层次的机理研究

从目前来看，我国在音乐治疗方面往往是根据音乐治疗最终所产生的效果来进行观察以及猜测，但是对音乐治疗的深层次机理没有进行深入研究。比如音乐治疗如何对人体产生影响，音乐治疗通过何种方式作用在人体不同器官中，音乐治疗如何对人的生理变化产生影响等方面都没有深层次的研究，这需要我国相关人员进一步探索。

（六）专业人才培养机构不足

从我国实际情况来看，大部分音乐治疗人员和队伍是半路出家，基本来自音乐领域和医学领域。但是这两个领域学术相容性较差,很多从事音乐治疗研究的人员不懂得医学,而医学领域中的音乐治疗从业者对音乐了解较少。同时,在人才培养结构方面,我国只有少数几所高校开设了音乐治疗专业。这些严重影响了我国音乐治疗队伍的发展,导致我国音乐治疗学术水平较低。因此,我国应该将音乐治疗作为一种新型学科,在高校中专门开设该专业,这样才能够培养出更多的音乐治疗专业人才。

(七)音乐治疗疗效专业评测不足

音乐治疗是一种以心理治疗为基础的治疗方法,通常情况下治疗时间较长,难以通过定量指标进行评测。从目前来看,如何对音乐治疗的疗效进行系统评测是我国相关人员亟须解决的重要问题之一,因为评测在音乐治疗进一步发展方面发挥着重要作用。

(八)新型音乐治疗器械有待开发

随着音乐治疗的普及,对音乐治疗的应用不能仅停留在对原有设备或材料的运用上,而是需要在原有基础上不断探索创新,开发出有更好效果的治疗器材,创作出更加适合在音乐治疗中使用的素材,这样才能充分满足不同患者的实际需求。

二、音乐治疗的发展前景

音乐能够净化人们的心灵,抚平人们身心创伤,并且能够点燃生命的激情。同时,音乐也能够驱走负面情绪和疾病,使患者恢复身心健康。在悲伤、失落以及病痛时,人们能够更多感受到音乐治疗的力量。在当前,音乐治疗由于其突出的实用性,越来越受到人们的关注和喜欢。从目前来看,音乐治疗已经摆脱了原本单纯的生物医学模式,而是引入了多方面理论,比如文化理论、美学理论等。所以我们相信在未来随着人们物质生活水平的不断提高,教育的不断深入,在医疗领域中以及人们的日常生活中,音乐治疗技术与艺术将会实现更加完美的结合,从而为人们创造出一个更好的医疗环境,为促进人类身心发展做出巨大贡献。

参考文献

陈瑞芳，2021.综合气道干预联合音乐治疗为核心的干预对肺炎患者疗效及感染控制情况的影响[J].黑龙江医学，45(22):2432-2434.

程虹毓，袁富强，2020.基于NLRP3/IL-1β通路研究中医五行音乐抗抑郁的调节机制[J].中医药导报，26(16):6-9.

崔莹，董伦，王海丽，等，2021.针刺配合音乐治疗原发性失眠的疗效与安全性Meta分析[J].世界睡眠医学杂志，8(9):1545-1550.

郝莉，2021.鲁道夫-罗宾斯音乐治疗理论分析与中国原创音乐素材的应用[J].沈阳大学学报(社会科学版)，23(5):591-595.

郝梦晓，季惠斌，2021.音乐心理学视角下音乐治疗对智力障碍患者的治疗方法研究[C]//中国音乐家协会音乐心理学学会，上海音乐学院.第七届中国音乐家协会音乐心理学学会学术研讨会论文集.北京:中国音乐家协会音乐心理学学会:129-130.

黄海红，肖秀梅，黄冬华，等，2022.即兴演奏式音乐治疗对精神分裂症患者住院期间焦虑、抑郁情绪的影响[J].天津护理，30(2):192-194.

李傲翼，李腾，2021.少数民族音乐文化融入高校音乐课堂的策略研究:以《音乐治疗》课程为例[J].湖南第一师范学院学报，21(3):81-85.

李海燕，2021.音乐的速度、节奏对人情绪调节机制的影响分析:评《音乐治疗学基础理论》[J].热带作物学报，42(9):2764.

李瑾怡，2021.音乐治疗在烧伤患者功能锻炼疼痛管理中的作用研究[C]//中国心理学会.第二十三届全国心理学学术会议摘要集(上).北京:中国心理学会:238-239.

刘琳，李静雯，张娱，等，2021.歌曲回忆技术对慢性精神分裂症患者阴性症状的干预效果[J].中国心理卫生杂志, 35(11):889-895.

陆惠洁, 衣琼, 沈青, 等, 2019.行为训练联合音乐治疗对抑郁症患者自我管理能力、孤独感和社会功能的影响[C]//上海市护理学会.第四届上海国际护理大会论文汇编.上海:上海市护理学会:276-277.

陆子涵, 2021.浅析音乐认知心理构建在老年痴呆症临床音乐治疗中的可能性:围绕《老年痴呆症的音乐治疗》与《音乐的认知与心理》两书展开[C]//中国音乐家协会音乐心理学学会, 上海音乐学院.第七届中国音乐家协会音乐心理学学会学术研讨会论文集.北京:中国音乐家协会音乐心理学学会:86-87.

毛琦, 唐丽丽, 2022.音乐治疗改善癌症患者及其配偶心理痛苦的个案研究[J].艺术教育(3):59-64.

齐若雯, 2021.线上接受式音乐治疗对睡眠质量影响的个案研究[J].科技资讯, 19(31):175-177+186.

曲宁, 梁婷婷, 2022.再创造式音乐治疗对康复期精神分裂症患者自尊感和康复疗效的影响[J].中国实用医药, 17(12):67-70

邵文君, 2021.音乐治疗在中国临床应用服务中标准化体系建设的讨论与探索[J].中国标准化(22):166-168.

石广念, 易云洁, 覃电泽, 等, 2021.奥氮平联合鼓圈音乐治疗老年精神分裂症患者临床疗效观察[J].内科, 16(5): 612-615.

树文红, 朱子君, 吉爱星, 2022.接受式和即兴演奏式音乐治疗交叉干预自闭症儿童疗效研究[J].泰州职业技术学院学报, 22(2):93-96.

宋博媛, 陈蕙静, 2021.音乐治疗学的中国在地化发展:以传统音乐为主线的研究[J].影剧新作(3):115-125.

宋达, 贾澄杰, 张一楠, 等, 2022.音乐治疗结合常规康复改善帕金森病患者认知功能及情绪的疗效观察[J].中国康复医学杂志, 37(3):357-360+388.

宋雪, 贾汝聪, 2020.疫情防控背景下接受式音乐治疗对大学生焦虑情绪的干预研究:以山东第一医科大学外国语学院为例[J].当代音乐(12):178-180.

孙鸿蕾, 武海英, 2021.音乐治疗应用在大学生就业负面情绪管理中的探索[J].就业与保障(24):76-78.

唐灏珂，刘晓红，彭毅梅，等，2017.某肿瘤医院肿瘤患者音乐治疗效果和满意度调查分析[C]//中国音乐治疗学会.中国音乐治疗学会第十三届学术交流大会论文集.北京:中国音乐治疗学会:98-104.

王海华，2021.听见"爱"：语前聋人工耳蜗植入儿童音调难点的音乐治疗训练策略研究[C]//中国音乐家协会音乐心理学学会，上海音乐学院.第七届中国音乐家协会音乐心理学学会学术研讨会论文集.北京:中国音乐家协会音乐心理学学会:91-92.

王欢，2020.音乐治疗参与视觉障碍儿童定向训练的应用研究：以训练《春天在哪里》为例[J].绥化学院学报，40(10):75-77.

王露洁，2022.生理、情绪、认知与行为：音乐治疗介入中国老年慢病管理研究二十年[J].音乐探索(2):100-111.

王思特，张宗明，2021.古琴养生文化视角下的中医"阴阳""五行"音乐治疗观[J].中华中医药杂志，36(7):4342- 4344.

王索娅，卢望，张燎，2022.音乐治疗在失眠人群中的运用：音乐治疗的应用领域(六)[J].中国听力语言康复科学杂志，20(3):234-237.

王祎非，2017.即兴音乐治疗在自闭症儿童治疗中的运用：美国近期相关文献综述[C]//中国音乐治疗学会.中国音乐治疗学会第十三届学术交流大会论文集.北京:中国音乐治疗学会:208-209.

王祎非，2019.DIR地板时光/即兴式音乐治疗在自闭症儿童治疗中的运用[C]//中国心理学会.第二十二届全国心理学学术会议摘要集.北京:中国心理学会:2357.

夏娟，2021."欣赏+"模式下接受式音乐治疗对孤独症儿童的干预路径探究[J].当代音乐(10):41-43.

徐千舒，杜青青，2021.疫情期间家长的焦虑程度与音乐治疗可行性的问卷设计与调查：以哈尔滨地区为例[J].艺术研究(1):86-88.

闫红，2021.国外音乐教学法在自闭症儿童音乐治疗中的体系构建:以大庆市人民医院孤独症诊疗室为例[J].艺术研究(1):47-50.

阳红娟，区瑞莲，潘宝莹，等，2022.芳香疗法联合音乐治疗对肠造口病人术后早期领悟社会支持水平及病耻感的影响[J].循证护理，8(1):51-56.

杨梓誉，2021."互联网+音乐治疗"模式下社会工作介入疫情后医务工作者心理干预研究[J].现代商贸工业，42(26):72-74.

易云洁，石广念，2021.老年精神分裂症患者的奥氮平和鼓圈音乐治疗概况[J].内科，16(6):777-779+820.

于向荣，周勤，苗玉荣，2020.自拟益智方结合音乐治疗对阿尔茨海默病模型小鼠的干预研究[J].光明中医，35(21):3369-3372.

苑冀，2021.互联网时代音乐治疗在大学生心理健康教育中的应用：评《互联网视域下高校心理健康教育模式发展研究》[J].新闻与写作(11):113.

张海涛，邹宏敏，2021.治疗性乐器演奏对脑瘫儿童上肢精细运动干预的个案研究[J].中国特殊教育(10):52-58+64.

张钧泓，2021.交互式电子音乐在孤独症儿童音乐治疗中的辅助运用探索[J].黄河之声(13):144-147.

张名明，2021.诺道夫·罗宾斯音乐治疗：即兴"创造音乐"在特殊儿童治疗中的可行性研究[C]//中国心理学会.第二十三届全国心理学学术会议摘要集(上).北京:中国心理学会:239-240.

张倩，袁水莲，郭隆润，2022.再创造式音乐治疗对精神分裂症患者社交主动性的影响研究[J].现代医药卫生，38(9):1544-1546.

张业华，张妍，2022.生物化学视角下音乐应用于临床治疗的研究：评《音乐治疗临床应用研究》[J].化学工程，50(5):8.

张勇，李莎，2021.音乐治疗介入孤独症儿童康复训练现状与发展[J].民族音乐(5):29-32.

赵婉茹，杨开阳，王索娅，2022.音乐治疗的应用领域(五)：音乐治疗在青少年领域的运用[J].中国听力语言康复科学杂志，20(1):72-75.

郑伟峰，王丹丹，2021.音乐教育与音乐治疗的关系分析：评《音乐心理与音乐治疗》[J].中国教育学刊(9):145.

周晓静，王敏，刘洪，等，2021.探讨输液辅以心理干预及音乐治疗妊娠剧吐的临床疗效[J].心理月刊，16(23):110-112.

朱婷，何，2021.基于人工智能技术的音乐治疗对身体机理反应及自动疗效评估系统[J].科技视界(5):83-85.

BELSKI N,ABDULRAHMAN Z,Youn E,et al., 2021. Review: the effectiveness of musical therapy in improving depression and anxiety symptoms among children and adolescents—a systematic review[J]. Child and adolescent mental health(4):369−377.

FREITAS C,FERNANDEZ−COMPANY J F,PITA M F,et al., 2022. Music therapy for adolescents with psychiatric disorders: An overview[J]. Clinical child psychology and psychiatry,27(3):895−910.

GADEN T S,GHETTI C,KVESTAD I,et al., 2022. Short−term music therapy for families with preterm infants: a randomized trial[J]. Pediatrics,149(2).

GASSNER L,MAYERFERBAS J,2021. Effectiveness of music therapy for autism spectrum disorder, dementia, depression, insomnia, And schizophrenia: update of systematic reviews: update of systematic reviews[J]. European journal of public health ,37(1):27−34.

GRADY M,MELHUISH R,2022. Mindsong−music therapy for dementia: music therapy during the Covid−19 pandemic[J]. Perspectives in public health,142(2).

JACOBSEN S L,2018. Book Review: John Strange, Helen Odell−Miller and Eleanor Richards, Collaboration and Assistance in Music Therapy Practice: Roles, Relationships, Challenges[J]. British Journal of Music Therapy,32(2):115−118.

KOBUS S,BOLOGNA F,MAUCHER I,et al., 2022. Music therapy supports children with neurological diseases during physical therapy interventions[J]. International journal of environmental research and public health,19(3):1492.

RAIENDRAN T,2022. Addressing the need for personalizing music therapy in integrative oncology[J]. Journal of integrative medicine(4).

SCHWANTES M,HUGHES J,2022. Experiencing empathy in music therapy practice:a heuristics study[J]. The arts in psychotherapy,79:101897.

Zuo J C,2022. Reducing anxiety during menopause period using active music Therapy[C]// Proceedings of 4th International Conference on Art, Design and Cultural Studies (ADCS 2022) [S.l:s.n.]:182−185.

后　记

　　本书深入分析了音乐对人体的有效治疗作用，专门介绍了音乐的各种理论概念，让我们能够认识到音乐的强大力量，可以帮助我们改善身心健康。通过对本书的学习，我们可以获得更多关于音乐治疗的相关知识，从而更好地改善自己的脑神经系统、情绪素质以及生物节律安排，最终帮助自己更好地实现身心健康。总之，本书值得深入研究，为普及音乐治疗的实用性知识，促进身心健康提供重要的参考。

　　从古至今，音乐治疗一直是人们提高身心健康水平的重要方法。音乐治疗不仅可以帮助人们改善情绪，还有助于增强记忆力、改善抑郁症状、减少痛苦等。接受音乐治疗的人可以改善日常生活中的行为表现，从而大大增强自尊心和自信心，改善整体的生活质量。因此，越来越多的人开始接受音乐治疗，以期提高身心健康水平。总之，音乐治疗是一种无形的疗法，可以产生深远的影响，帮助人们改善身心健康，实现理想的自我。

　　音乐治疗能够对人的身心产生积极调节作用，也能够对人的心理和生理发展产生重要影响。所以在音乐治疗与身心健康研究方面，需要更加深入地研究音乐对人体机能所产生的生理反馈，以及音乐使人机体放松、免疫力提升以及开发大脑等方面的功能。另外，在当前还需要针对不同人群以及不同需求，研究和发展不同的音乐治疗方法。比如针对亚健康人群或特殊人群的研究和发展特色化的音乐治疗，使用特色的治疗方式以及根据被治疗对象的差异来开展适应性的音乐治疗，促使音乐治疗的针对性和实用性得到提升。

　　除此之外，还需要建立健全音乐治疗系统干预机制，形成心理档案，培养一批优秀的音乐治疗人才，打造专业的音乐治疗研究团队，这样才能为我国音乐治疗事业的后续发展提供更多支撑。本书旨在推广音乐治疗的概念，介绍针对不同人群的理论概念和实践方法，让读者可以自行尝试音乐治疗。本书提供了实用的技术，可以帮助读者更好地改善身心健康。我们期待各位读者都能根据本书的内容，深入理解并掌握音乐治疗的精髓，通过音乐治疗让各位读者的身心更加健康。